Michel Odent

Es ist nicht egal, wie wir geboren werden

Michel Odent

Es ist nicht egal, wie wir geboren werden

Risiko Kaiserschnitt

Aus dem Englischen
von Sonja Schuhmacher

Walter

Titel der englischen Originalausgabe:
The Caesarean

Free Association Books, London

Bibliografische Information der Deutschen Bibliothek

Die Deutsche Bibliothek verzeichnet diese Publikation in der Deutschen Nationalbibliografie; detaillierte bibliografische Daten sind im Internet unter http://dnb.ddb.de abrufbar.

Druck und Bindung: Clausen & Bosse, Leck
ISBN 3-530-42195-2
www.patmos.de

Inhalt

Dank

Besonderen Dank schulde ich den Hebammen und OP-Schwestern des Krankenhauses von Pithiviers, mit denen ich bei etwa 1000 »Kaiserschnitten während der Wehen« zu jeder Tages- und Nachtzeit Erfahrungen sammeln konnte.

Außerordentlich hilfreich waren die stetige konstruktive Kritik, die Sylvie Donna geleistet hat, sowie die Gespräche und der Briefwechsel mit Jane English, der Verfasserin des Buches *Different Doorway.*

Ganz herzlich möchte ich mich auch bei Liliana Lammers bedanken, die mir mit ihrem Enthusiasmus den Rücken gestärkt hat.

1 Eine großartige Notoperation

Von November 1953 bis April 1954 arbeitete ich ein halbes Jahr als Praktikant auf der Entbindungsstation eines Pariser Krankenhauses. Damals konnten Medizinstudenten im Rahmen eines solchen Praktikums erste Erfahrungen in der Klinikarbeit sammeln. Dass ich damals zur Geburtshilfe kam, war reiner Zufall. Das Thema Geburt interessierte mich nicht besonders, und ich hatte auch nicht vor, Gynäkologe zu werden. Weil ich mich überdies auf wichtige Prüfungen vorbereiten musste, verbrachte ich so wenig Zeit wie möglich auf der Entbindungsstation. Allerdings reichte es aus, um die Grundlagen der Geburtshilfe zu lernen und zu erkennen, dass eine neue Epoche in der Geschichte der Geburt anbrach.

Mein Kommentar als Beobachter

Immer wieder stelle ich fest, dass ich mich nach einer Fachkonferenz nur noch an das erinnere, was ich beiläufig auf dem Korridor oder im Restaurant erfahren habe. Dasselbe könnte ich über meine Arbeit auf den Stationen verschiedener Krankenhäuser behaupten. Einmal aß ich mit dem Assistenzarzt der Entbindungsstation, auf der ich Praktikant war, zu Mittag. In den 50er-Jahren hatte ein Assistenzarzt in einem Pariser Krankenhaus eine Menge Verantwortung. Wir unterhielten uns über die rasante Entwicklung der Medizin seit dem Zweiten Weltkrieg, und er schilderte mir seine Vision von der Zukunft seines Metiers. »Die Entwicklung der Geburtshilfe wird dahin gehen, dass man bei einer leichten, schnellen Geburt den vaginalen Weg in Betracht zieht. Ist sie aber lang und schwierig, besteht kein Grund zu zögern. Dann kann man ohne weiteres einen Kaiserschnitt im unteren Uterinsegment ansetzen.« Das »untere Uterinsegment« wird bei der neuen sicheren Technik, die in den 50er-Jahren allmählich Verbreitung fand, durch einen Querschnitt geöffnet. Während meines sechsmonatigen Praktikums hatte ich einmal Gelegenheit, eine solche Schnittentbindung mitzuverfolgen. Das reichte, um die wesentlichen Schritte der Operation zu verstehen. Die Kaiserschnittrate lag damals auf dieser Station bei ungefähr einem Prozent.

Dem Einsatz der neuen Technik standen jedoch erhebliche Hindernisse im Wege. Das größte Problem war, dass nur wenige Geburtshelfer über chirurgische Erfahrung verfügten. Die meisten mussten Chirurgen zu Hilfe holen, die aber die neue Technik auch noch nicht beherrschten. Die Gynäkologen aber griffen mit Vorliebe auf die Zange zurück, die drei Jahrhunderte lang das Symbol ihrer Zunft gewesen war. Die Plauderei mit dem klugen Assistenzarzt verhalf mir also zu der Einsicht, dass viele Ärzte die neue sichere Technik der Schnittgeburt ignorierten – wohl weil sie sich von den Chirurgen und deren Prestige bedroht fühlten. Weil ich selbst Chirurg werden wollte, konnte ich in der Geburtshilfe als neutraler Beobachter Milieustudien betreiben und die halbbewussten Beweggründe der älteren und jüngeren Ärzte mit ihren unterschiedlichen Kenntnissen besser beurteilen. Im Rückblick erscheint es mir bezeichnend, dass sich der Chef der Entbindungsstation – der sich der Zange verschrieben hatte – beim Thema Kaiserschnitt in geheimnisvolles Schweigen hüllte. Er machte nie eine Anspielung auf die Zukunft dieser Technik.

Mein Kommentar als Praktiker

Meine gesamte Ausbildung als Assistenzarzt absolvierte ich auf chirurgischen Stationen, weil ich schon zu Beginn meines Studiums diese Fachrichtung eingeschlagen hatte. Mein

Wunsch, mich nützlich zu machen und den Menschen sinnvolle Hilfe zu leisten, konnte sich auf Stationen, die sich vor allem der Diagnose widmeten, nicht erfüllen. (Im Studium waren wir vom ersten Tag an in die Krankenhausarbeit einbezogen, deshalb fiel mir diese Entscheidung nicht schwer.) Mir fiel auf, dass brillante Ärzte, die komplizierteste Diagnosen erörterten, von der Therapielehre nicht viel hielten und den Verlauf einer Krankheit häufig nicht beeinflussen konnten. In der Chirurgie war das anders. Eine der ersten Patientinnen, die ich dort zu Gesicht bekam und die mir unvergesslich blieb, litt nach einem Leistenbruch unter einer Brucheinklemmung. Eine einfache Notoperation rettete ihr das Leben.

Als ich einmal auf der chirurgischen Station Nachtschicht hatte, rief mich ein Freund aus der Entbindungsstation, weil ich ihm bei einem Notfalleingriff, also einem Kaiserschnitt, zur Hand gehen sollte. Auf diese Weise lernte ich die neue Technik. Damals ahnte ich noch nicht, dass dieser zufällige Hilferuf eines Freundes mitten in der Nacht meiner Laufbahn eine neue Richtung geben sollte.

Von 1958 bis 1959 leistete ich im algerischen Unabhängigkeitskrieg meinen Militärdienst ab. Den Großteil meiner Dienstzeit arbeitete ich im Krankenhaus von Tizi-Ouzou, der Hauptstadt der Kabylei, wo vor allem algerische Berber leben. Dort hatten wir Tag und Nacht mit kriegsbedingten Notfalloperationen alle Hände voll zu tun. Gelegentlich kamen aber auch Frauen aus den Bergdörfern zu uns, weil die Geburt nicht voranging. Durch eine Schnittentbindung im unteren Uterinsegment konnte ich die Babys retten. Am Tag nach der Notoperation wusste meist das ganze Dorf über das vermeintliche Wunder Bescheid. Im Sommer 1960 erhielt ich die Möglichkeit, im westafrikanischen Guinea den dortigen Chirurgen zu vertreten – ebenfalls eine Gelegenheit, die neue Technik einzuführen.

1962 erfuhr ich, dass ein Krankenhaus 50 Kilometer außerhalb von Paris einen Leiter für die chirurgische Abteilung suchte. Spontan bewarb ich mich für den Posten. Ich wollte außerhalb von Paris, aber nicht zu weit entfernt von der Hauptstadt leben. So kam ich nach Pithiviers. Neben der chirurgischen Abteilung lag die kleine Entbindungsstation, mit zwei Hebammen, die mich begeistert willkommen hießen, als sie erfuhren, dass ich die moderne sichere Technik des Kaiserschnitts beherrschte. Vor Ort gab es einen älteren Kollegen, der immer noch mit dem so genannten klassischen Schnitt arbeitete. Als ich dann, zwischen einer Bruchoperation und einer Gallenblasenoperation, zum ersten Mal einen Kaiserschnitt in Pithiviers durchführte, rief die leitende OP-Schwester anschließend: »Was für eine großartige Notoperation!«

2 Zwei Wege

Ein globales Phänomen

Zu Beginn des 21. Jahrhunderts haben die Enkelinnen der Frauen, die während meiner medizinischen Ausbildung ihre Kinder zur Welt brachten, eine »moderne« Einstellung zum Kaiserschnitt. Für die meisten ist er einfach eine von zwei Arten, wie ein Baby zur Welt kommen kann. An manchen Orten der Erde ist er inzwischen sogar das üblichere Verfahren – er ist sozusagen zum Konsumartikel geworden. In einem so großen Land wie Brasilien, in dem so viele Menschen leben wie in Deutschland, Frankreich und Spanien zusammengenommen, liegt die Kaiserschnittrate bei über 50 Prozent. Natürlich gibt es hier Unterschiede zwischen Stadt und Land, zwischen privaten und öffentlichen Krankenhäusern: In den Privatkliniken großer Städte wie São Paulo und Rio kommen vier von fünf Babys durch Kaiserschnitt auf die Welt – 80 Prozent! Auf manchen Geburtshilfestationen wird der operative

Eingriff routinemäßig durchgeführt, es sei denn, die Frau verlangt explizit nach einer Vaginalentbindung. Eine Kultur »pro Kaiserschnitt« greift um sich. Wenn arme Frauen die Schnittentbindung wünschen, steht dahinter oft die Befürchtung, mit einer Behandlung abgespeist zu werden, die nicht der Norm entspricht.[1] In den staatlichen Krankenhäusern Brasiliens kommen »nur« 40 Prozent der Kinder durch Schnittentbindung zur Welt. Die Praxis und die Statistiken anderer großer lateinamerikanischer Städte wie Mexiko City oder Santiago de Chile sowie der südlichen Landesteile Italiens sehen ähnlich aus.

Wenn sich der gegenwärtige Trend fortsetzt, werden in naher Zukunft viele Städte und sogar ganze Länder überall auf der Welt die 50-Prozent-Marke überschreiten. Die lange Liste der Kandidaten umfasst einen Großteil Asiens: Indien (insbesondere Neu-Delhi), das gesamte China, Taiwan, Thailand, Singapur und Südkorea. Die Mehrheit der lateinamerikanischen Länder (darunter Kuba, nicht aber Bolivien) gehört ebenso zu den Anwärtern wie die Türkei (besonders Istanbul), Griechenland, Spanien und Portugal. Auch in Ländern, die nicht in dieser Liste aufgeführt sind, gilt der Kaiserschnitt inzwischen als normales Geburtsverfahren. Zum Beispiel kommen in den Vereinigten Staaten 26 Prozent aller Kinder durch Kaiserschnitt auf die Welt. In den meisten westlichen, europäischen Ländern wie Großbritannien, Frankreich, Deutschland, der Schweiz, Ungarn, aber auch in Australien und Neuseeland wird bei mindestens einer von fünf Geburten eine Schnittentbindung durchgeführt.

Freiheit der Wahl

Sobald sich der Kaiserschnitt als normale Geburtsmethode etabliert hatte, gestand man den Frauen die Entscheidungsfreiheit zu und das Zeitalter des Wunschkaiserschnitts brach an. Seit 1997 wurde dieses Thema immer wieder in maßgebenden medizinischen Fachzeitschriften diskutiert.[2, 3, 4, 5] Das Phänomen des Kaiserschnitts auf Verlangen nahm seinen Ausgang in Italien sowie den größten lateinamerikanischen Städten und griff dann auf den Rest der Welt über. Gegen Ende des 20. Jahrhunderts erwogen Ärzte, ob sie bereit wären, den Eingriff auf Verlangen durchzuführen.[4] Zu Beginn des 21. Jahrhunderts überlegt man, ob man allen Frauen die Schnittentbindung auf Wunsch anbieten sollte.[6] Der Anteil der Schnittgeburten auf Wunsch der Gebärenden steigt stetig. In den Vereinigten Staaten waren es 1999 noch 1,56 Prozent aller Entbindungen, 2001 bereits 1,87 Prozent.

Einige Frauenärzte sind direkt oder indirekt an der rapiden Entwicklung dieser neuen Tendenzen beteiligt. Bei einer Umfrage unter Geburtshelfern gaben interessanterweise 31 Prozent der Londoner Gynäkologinnen an, sich im Fall einer komplikationslosen eigenen Schwangerschaft eher für eine geplante Kaiserschnittentbindung zu entscheiden.[7] Ähnliche Angaben machten Geburtshelferinnen aus Nordamerika.[8] Professor Steer, ein einflussreicher Experte für Geburtshilfe in London, führt Überlegungen an, die diese neue Haltung stützen. Er betont, dass die Größe des menschlichen Gehirns die wesentliche Herausforderung beim Geburtsprozess darstelle. So wertet er den Kaiserschnitt als »sich entwickelndes Verfahren«, das eine technische Lösung für den »Konflikt zwischen der Notwendigkeit zu denken und der Notwendigkeit zu laufen« darstelle.[9] In Zukunft, so Steer, seien die unvorhersehbaren Risiken der Wehen für die meisten Frauen nicht mehr zu rechtfertigen. Falls der Kaiserschnitt zur Norm werde, werde jedoch künftig das durchschnittliche Geburtsgewicht nicht mehr durch die Größe des mütterlichen Beckens begrenzt, sodass langfristig gesehen die Kaiserschnittgeburt für die Mehrheit der Frauen unumgänglich werden könnte.

Vergleichbare Meinungen werden diesseits und jenseits des Atlantiks laut. Die Ethikkommission des American College of Obstetricians and Gynecologists veröffentlichte im Oktober 2003 eine Erklärung, die den Kaiserschnitt auf Wunsch als ethisch vertretbar darstellte. W. Benson Harer jr., der medizinische Leiter des Riverside County Regional Medical Center in Moreno Valley, Kalifornien, bemerkte zu dieser Erklärung: »Ich glaube, das ist ein Schritt in die Richtung, die wir bereits eingeschlagen haben. Und sobald weitere Untersuchungen vorliegen, wird es wahrscheinlich zu einem anerkannten Verfahren werden.«[10] Gleichzeitig gab in Großbritannien das National Institute of Clinical Excellence (NICE) vorläufige Richtlinien heraus, die klarstellten, dass Ärzte einer Frau das Recht auf den Kaiserschnitt nicht verweigern dürften, die Gründe für ihr Ansinnen sollten aber erfragt, dokumentiert und erörtert werden. In Ländern, in denen die Gesundheitskosten von der Allgemeinheit getragen werden, besteht allerdings die Tendenz, Zusatzausgaben zu vermeiden, indem man nicht auf alle Wünsche der Mütter eingeht.

»Geburt von oben« oder »Geburt von unten«? Diese nie dagewesene Entscheidungsfreiheit, die sich den künftigen Generationen bietet, ist ein Meilenstein in der Geschichte der ... Säugetiere. Innerhalb weniger Jahrzehnte hat sich aus einer Notfalloperation eine übliche Form des Gebärens entwickelt. Wie ist es dazu gekommen?

3 Immer sicherer

Der Hauptgrund, warum die Kaiserschnittraten in der ganzen Welt gestiegen sind, besteht darin, dass diese Operation ungefährlich geworden ist.

Der indirekte gegen den direkten Weg

Der Wendepunkt kam kurz nach dem Zweiten Weltkrieg, als die neue, nun sicher gewordene Technik ihren Siegeszug antrat. Zuvor hatte man den direktesten Weg gewählt, um die Gebärmutter zu öffnen. Haut, Muskelhaut und Gebärmuttermuskel wurden durch senkrechte Schnitte durchtrennt, die drei Zentimeter über dem Nabel ansetzten und drei Zentimeter über dem Schambein endeten. Aus zahlreichen Gründen griff man auf diesen klassischen Schnitt jedoch nur im äußersten Notfall zurück. Blutungen der Gebärmutterwand waren zu befürchten und das Infektionsrisiko war zu hoch; Verwachsungen mit der Narbe konnten zu Darmverschluss führen; häufig heilte die Narbe der Gebärmutter nicht richtig zusammen, sodass bei weiteren Schwangerschaften das Risiko einer Narbenruptur bei 2 Prozent lag.

Mit der neuen Technik wurde der Gebärmuttermuskel durch einen quer verlaufenden Schnitt im unteren Segment des Uterus geöffnet. Der Gebärmutterhals liegt halb in der Vagina, halb in der Gebärmutterhöhle. Der in der Gebärmutter gelegene Teil vergrößert sich gegen Ende der Schwangerschaft und wird zum so genannten unteren Segment. Er wird ebenso wie die anderen Unterleibsorgane vom Bauchfell (einer beweglichen Schleimhaut) bedeckt. Das Risiko verschiedenster Komplikationen hatte sich durch den Schnitt im unteren Segment drastisch verringert. Zur gleichen Zeit wurden ungefährlichere Anästhesiemethoden entwickelt, die ersten Antibiotika standen zur Verfügung, Bluttransfusionen wurden möglich und durch die Verwendung von Plastik- statt Gummischläuchen wurden intravenöse Infusionen erheblich sicherer. So entwickelte sich durch das Zusammenspiel verschiedener Faktoren innerhalb weniger Jahre aus einer riskanten Notfalloperation ein ungefährlicher Eingriff.

Die Schnitttechnik, die heute Verwendung findet, unterscheidet sich nicht wesentlich von der in den 50er-Jahren entwickelten Methode, wobei der Begriff »entwickelt« betont werden muss, weil verschiedene Gynäkologen in der Vergangenheit mit quer verlaufenden Schnitten im unteren Uterinsegment experimentiert hatten. Dieser indirekte Weg wurde Anfang des 20. Jahrhunderts von Munro Kerr[1], Professor für Geburtshilfe an der Universität Glasgow, verfochten und von einflussreichen amerikanischen Geburtshelfern wie Joseph DeLee bekannt gemacht. Aber erst in den 50er-Jahren konnte die neue Technik nach und nach den so genannten klassischen Schnitt verdrängen.

Pfannenstiel und die Bikinirevolution

Seither wurde der Kaiserschnitt durch mehrere Verbesserungen noch sicherer und wurde dadurch immer mehr akzeptiert. Bis Ende der 60er-Jahre blieb der Schnitt durch die Haut – der sichtbare Teil der Operation – unverändert, das heißt, er verlief senkrecht vom Nabel zum Schambein. Das ging schnell und war überdies unkompliziert und sicher. Obwohl die Narbe eines solchen senkrechten Schnitts gelegentlich dick, groß und rot blieb, schien dieser Schnitt durch die Bauchdecke akzeptabel, weil man den Kaiserschnitt als seltene Notoperation ansah. Als die »Geburt von oben« größere Verbreitung fand, mussten auch ästhetische Erwägungen berücksichtigt werden, zumal damals am Strand die »Bikinirevolution« stattfand.

Bereits im Jahr 1900 beschrieb Hermann Pfannenstiel, ein Chirurg und Gynäkologe aus Breslau, den Querschnitt oberhalb der Schambehaarung.[2] Schon bald wurde der Pfannenstielschnitt in allen Lehrbüchern zur Chirurgie erwähnt und von vielen Operateuren bei verschiedenen gynäkologischen

Eingriffen angewendet. Lange Zeit dachte jedoch kaum jemand daran, auf diesem Weg ein Baby zu holen. Auch Ärzte, die mit der Technik vertraut waren, glaubten, sie eigne sich nicht für Schnittentbindungen. Der erste Grund für diese zögernde Haltung war, dass man so schnell wie möglich handeln musste. Wir dürfen nicht vergessen, dass über Jahrzehnte hinweg die Hauptsorge der Chirurgen war, dass die für die Vollnarkose eingesetzten Medikamente das Kind nicht erreichten. Es war eine Art Wettrennen zwischen dem Arzt, der an das Baby herankommen musste, und dem Medikament, das zur Plazenta vordrang. Und es gab noch einen zweiten, nur halb bewussten Grund, der in den 60er-Jahren auch mich beeinflusste. Wir konnten uns nicht ohne weiteres vorstellen, dass ein Baby durch einen solch kleinen Querschnitt oberhalb der Schamhaare geholt werden konnte. Erst Ende der 60er-Jahre wagte ich persönlich diese Technik. Nach einem halben Dutzend Eingriffen mit dieser Methode erkannte ich, dass sie fast genauso schnell durchzuführen war wie der herkömmliche Längsschnitt. Ohne dass ich es mitbekam, hatte eine Krankenschwester festgehalten, dass ich nach dem Schnitt durch die Haut zwei Minuten und zehn Sekunden brauchte, bis ich das Neugeborene in Händen hielt. Die Frauen bemerkten natürlich auch den Unterschied zwischen der winzigen, fast unsichtbaren Narbe in der Schambehaarung und den nicht selten hässlichen vertikalen Narben des Längsschnitt-Verfahrens. Und damit gewann der Kaiserschnitt im unteren Uterinsegment immer größere Akzeptanz.

Das Zeitalter der Periduralanästhesie

Seit den 80er-Jahren gab es eine rege Interaktion zwischen den Neuerungen in der Krankenhausorganisation und den Gesundheitsberufen einerseits und den technischen Fortschritten andererseits.

Dieses Zusammenspiel zeigt sich auch in der Geschichte der Periduralanästhesie (PDA). Die Idee einer Nervenblockade und insbesondere einer Periduralblockade (rückenmarksnahe Betäubung) ist nicht neu. Neu ist lediglich die Beliebtheit der Periduralanästhesie in der Geburtshilfe. Dabei wird das Narkosemittel durch ein dünnes Röhrchen, das mittels einer Nadel in den Rücken der Frau eingeführt wird (nachdem der Bereich zuvor durch Lokalanästhesie betäubt wurde), in den Periduralraum zwischen Rückenmark und Rückenwirbel gespritzt. Nach 1980 erfreute sich dieses Verfahren wachsender Beliebtheit, und immer mehr Anästhesisten machten sich mit seinem Einsatz in der Geburtshilfe vertraut. So entstand als eine Art Fachgebiet der Zunft die Anästhesie der Geburtshilfe. Auf manchen Geburtshilfestationen kam die Periduralanästhesie während der Wehen täglich zum Einsatz, sodass eine völlig neue Situation entstand. Wenn man sich für den Kaiserschnitt entschied, standen viele Frauen bereits unter dem Einfluss der Periduralanästhesie. Die Vorteile einer Nervenblockade im Vergleich zu einer Vollnarkose lagen auf der Hand: Die Mutter war während der Schnittentbindung und auch danach wach und munter.

Die Entwicklung der Anästhesie der Geburtshilfe trieb wiederum erhebliche technische Fortschritte voran. Bei der herkömmlichen Periduralanästhesie betäubt ein Lokalanästhetikum die Nerven, die die Muskulatur der unteren Körperhälfte steuern, sodass die Frau in den Wehen in der Regel ihre Beine nicht bewegen kann. Aus diesem Grund wurden in jüngster Zeit einige Neuerungen eingeführt. Die Dosis des Lokalnarkosemittels kann erheblich vermindert werden, wenn es mit einem Opiat wie Fentanyl kombiniert wird. Diese Kombinationsbetäubung wurde unter dem Begriff »Walking-PDA« oder »mobile PDA« bekannt. Eine weitere beliebte Methode ist die kombinierte Spinal- und Periduralanästhesie, wobei, mit oder ohne Lokalanästhesie, eine einmalige Dosis eines Opiats am unteren Ende des Rückenmarkskanals injiziert wird. Dadurch wird der Schmerz für etwa zwei Stunden betäubt, und falls eine weitere Linderung nötig ist, erfolgt sie über die PDA. Weil sich im Rückenmark keine Blutgefäße befinden, gelangen die Narkosemittel nicht in den Blutkreislauf der Mutter. Heute wird beim geplanten Kaiserschnitt häufig die Spinalanästhesie eingesetzt.

All diese Fortschritte in der Anästhesie hatten zur Folge, dass der Kaiserschnitt immer beliebter und sicherer wurde.

Skalpell oder Finger?

Auch die Technik der Schnittentbindung entwickelt sich weiter. In den 90er-Jahren führten Michael Stark und sein Team am Misgav-Ladach-Krankenhaus in Jerusalem eine Methode ein, die auf der Joel-Cohen-Inzision aufbaut, einem ursprünglich für Gebärmutteramputationen entwickelten Verfahren.[3] Dabei wird auf scharfe Instrumente weitestgehend verzichtet und das Gewebe stattdessen mit der Hand auseinander gezogen und gedehnt. Unter anderem sollen damit alle während der Operation unnötigen Schritte vermieden werden. Es lohnt sich, diese Technik an dieser Stelle in allen Einzelheiten zu erläutern, damit ihre Vorteile im Hinblick auf Geschwindigkeit und Blutverlust für Fachleute und Laien gleichermaßen verständlich werden.[4]

Der Schnitt durch die Haut erfolgt wie üblich horizontal oberhalb der Schambehaarung. Der erste Unterschied im Vergleich zum gewöhnlichen Vorgehen ist, dass der Schnitt durch die Fettschicht unter der Haut an der Mittellinie nur drei Zentimeter lang ist, sodass das Gewebe seitlich davon mit zwei Fingern gedehnt werden kann. Auf diese Weise wird eine Durchtrennung kleiner Blutgefäße vermieden. Ebenso verfährt man mit der Muskelhaut, die die Muskeln bedeckt und die in Richtung der Fasern manuell geöffnet wird. Die Muskeln werden durch Zerren voneinander getrennt, und das Bauchfell wird durch Dehnen mit den Zeigefingern auseinander gezogen. Die Gebärmutter öffnet der Arzt mit dem Zeigefinger, die Öffnung wird anschließend mit dem Zeigefinger der einen und dem Daumen der anderen Hand vergrößert. Nachdem das Baby und die Plazenta geholt wurden, wird die Gebärmutter durch die Operationsöffnung herausgeholt und auf die verhüllte Bauchdecke gelegt. Auf diese Weise kann der Uterusmuskel optimal genäht werden. Der Chirurg behält sozusagen die perfekte visuelle Kontrolle über den Vorgang. Genäht werden danach nur noch die Muskelhaut und die Haut, denn man weiß heute, dass das Bauchfell schneller und besser heilt, wenn es nicht genäht wird.[5]

Die inzwischen vorliegenden Daten bestätigen, dass Michael Starks Methode den Blutverlust vermindert und die Operationszeit verkürzt. Eine schwedische Studie ergab zum Beispiel, dass der durchschnittliche Blutverlust durch das neue Verfahren von 400 ml auf 250 ml gesenkt werden konnte. Die durchschnittliche Operationszeit betrug 20 Minuten, bei der herkömmlichen Methode 28 Minuten.[6] Auch das ist ein Hinweis darauf, dass der Kaiserschnitt immer sicherer wird. Bei HIV-positiven Müttern steht im Vordergrund, das Baby vor der Ansteckung mit dem Virus zu schützen. Inzwischen wird eine weiterentwickelte Technik empfohlen (der hämostatische Kaiserschnitt), durch die das Baby vollkommen sicher, ohne mit dem Blut der Mutter in Kontakt zu geraten, zur Welt kommen kann.

Lässt sich die Sicherheit des Kaiserschnitts messen?

Die Fachleute, die in der Geburtshilfe arbeiten, betrachten den modernen Kaiserschnitt in der Regel als ungefährliche Operation. Bezeichnend ist, dass viele Gynäkologinnen sich bei der Geburt des eigenen Babys für eine Schnittentbindung entscheiden. Allerdings ist es schwierig, mit statistischen Mitteln festzuhalten, wie sicher das Verfahren tatsächlich ist. Der Königsweg der medizinischen Forschung, mit dem zwei Behandlungen, Verfahren oder Strategien vergleichbar werden, beruht auf zufälliger Auswahl: Das heißt, eine Population wird zunächst nach dem Zufallsprinzip in Gruppen aufgeteilt. Die eine Gruppe wird der einen Behandlungsmethode unterzogen, die andere – ebenfalls nach einer Zufallsentscheidung – einer zweiten. Während der Auswertungsphase wird für beide Behandlungen das Verhältnis von Risiko und Nutzen ermittelt und in statistischen Werten ausgedrückt. Es liegt aber auf der Hand, dass man schwangeren Frauen nicht vorschreiben kann, sie müssten vaginal gebären bzw. sich einem Kaiserschnitt unterziehen.

Allerdings lässt sich aus Zufallsuntersuchungen, die ursprünglich nicht darauf abzielten, die Häufigkeit von Gesundheitsproblemen bei Müttern zu untersuchen, einiges ablesen. Eine bekannte Untersuchung, an der 121 Entbindungsstationen in 26 Ländern teilnahmen, sollte das Risiko eines geplanten Kaiserschnitts mit dem einer geplanten Vaginalgeburt im Fall einer Steißlage zum Geburtstermin vergleichen.[7] Über 2 000 Frauen nahmen an dieser Studie teil. Es zeigte sich, dass bei beiden Gruppen die Rate ernster Gesundheitsprobleme bei den Müttern etwa gleich hoch war. Ähnliche Schlüsse lässt eine Untersuchung zu, die bei 436 Schwangeren die Schutzmöglichkeiten vor einer HIV-Infektion bei geplantem Kaiserschnitt und bei vaginaler Entbindung vergleichen sollte.[8]

Diese Ergebnisse bestätigt auch eine umfangreiche dänische Studie,[9] bei der rückblickend 15 441 Däninnen befragt wurden, die zwischen 1982 und 1995 ihr erstes Kind in Steißlage zur Welt gebracht hatten. Von diesen Frauen hatten 7 503 einen geplanten Kaiserschnitt, 5 575 einen Notfallkaiserschnitt und 2 363 eine vaginale Geburt. Anders als vielfach vermutet lag die Rate der Blutungen und Anämien nach dem geplanten Kaiserschnitt (5,7 Prozent) ebenso hoch wie nach der Vaginalentbindung und etwas niedriger als nach dem Notfallkaiserschnitt (7 Prozent). Thromboembolische Komplikationen traten nach dem Kaiserschnitt in 0,1 Prozent der Fälle auf. Andererseits kam es bei 1,7 Prozent der vaginalen Entbindungen zum Dammriss, der eine Stuhlinkontinenz zur Folge haben kann. Jeder chirurgische Eingriff birgt auch ein gewisses Verletzungsrisiko für Organe, die von der Operation nicht direkt betroffen sind. In dieser Untersuchungsreihe wurde aber nur in einigen wenigen Fällen die Blase beschädigt (0,1 Prozent beim geplanten und 0,2 Prozent beim Notfallkaiserschnitt), und solche Verletzungen ließen sich leicht und schnell beheben. Noch niedriger liegt dieses Risiko beim weitgehenden Verzicht auf scharfe Operationsinstrumente. In keinem der hier untersuchten Fälle wurde beim Kaiserschnitt eine Hysterektomie erforderlich (bei der die gesamte oder ein Teil der Gebärmutter entfernt wird), um die Blutung zu stoppen. Postoperative Verwachsungen (die noch lange Zeit später zu einem Darmverschluss führen können) treten nach dem modernen Kaiserschnitt ebenfalls nur äußerst selten auf, vor allem wenn kein Fremdmaterial wie Gaze in die Operationswunde eingeführt wurde. In naher Zukunft könnte es Routine werden, bestimmte Substanzen in das Bauchfell zu injizieren, um Verwachsungen vorzubeugen.

Das Sterblichkeitsrisiko der Mütter ist ebenfalls schwer einzuschätzen. In den meisten Statistiken liegt das Risiko, dass die Mutter bei der Geburt stirbt, beim Kaiserschnitt etwa drei- bis viermal höher als nach Vaginalentbindungen.[10] Aber die Studien sind wenig aussagekräftig, weil Frauen vor dem Kaiserschnitt häufig schon durch Gesundheitsprobleme und Komplikationen während Schwangerschaft und Geburt beeinträchtigt sind, die auch für sich genommen eine höhere

Müttersterblichkeit nach sich ziehen. Überdies müssen in Industrieländern mindestens 100 000 Geburten herangezogen werden, um aussagekräftige Ergebnisse zu erhalten. Diese Erwägungen beruhen auf neueren Untersuchungen in den reichen Ländern. (Die Lage sieht anders aus, wenn man die ländlichen Regionen der Entwicklungsländer betrachtet, insbesondere die afrikanischen Staaten südlich der Sahara,[11, 12] wo die Müttersterblichkeit nach dem Kaiserschnitt hundertmal höher ausfallen kann als in den Industriestaaten.)

Unter Berücksichtigung vielfältiger Aspekte kann man jedoch festhalten, dass in modernen, optimal ausgestatteten und gut organisierten Krankenhäusern der westlichen Welt ein Kaiserschnitt zum gegenwärtigen Zeitpunkt ebenso ungefährlich ist wie eine vaginale Geburt.

4 Ausbruch aus dem Teufelskreis

Vergessene Bedürfnisse

Die Sicherheit des Eingriffs ist zwar die *Voraussetzung* für den häufigen Einsatz des Kaiserschnitts, sie ist aber *nicht der Hauptgrund* für dessen wachsende Akzeptanz. Die Hauptursache für die hohen Kaiserschnittraten liegt zweifellos in einem kulturell bedingten und allgegenwärtigen Mangel an Verständnis für die Grundbedürfnisse einer Frau in den Wehen. Nach Jahrtausenden kulturell kontrollierter Geburt, nach einem Jahrhundert der industrialisierten Geburtshilfe, einer neuen Vielfalt von »Methoden« der »natürlichen Geburt« (als wären die Worte »Methode« und »natürlich« vereinbar) und dem Aufkommen einer gefahrlosen Technik, die eine Alternative zur vaginalen Entbindung darstellt, ist leicht nachzuvollziehen, warum diese Grundbedürfnisse in Vergessenheit gerieten.

Es gibt kein kulturelles Modell, auf das man zurückgreifen könnte, um die Bedürfnisse einer Gebärenden zu erkennen. In den meisten Gesellschaften, die wir kennen, stören kulturelle Faktoren die physiologischen Vorgänge, und zwar einerseits durch Geburtshelfer, die häufig aktiv, ja sogar invasiv vorgehen, und andererseits durch Glaubensvorstellungen und Rituale. Zum Beispiel meint man in vielen Gesellschaften, dass ein Geburtshelfer zur Stelle sein müsse, um sofort die Nabelschnur zu durchtrennen und auf diese Weise das Neugeborene vor »gefährlicher« Vormilch oder anderen »negativen« Auswirkungen des Haut- und Augenkontakts zwischen Mutter und Kind zu schützen.

Aus diesem Grund brauchen wir die Sprache und Sichtweise moderner Physiologen (Wissenschaftler, die sich mit den Körperfunktionen befassen). Wir müssen zu unseren Wurzeln zurückkehren und all jenes betrachten, was kulturübergreifend und universal ist, um auf diesem Weg die Grundbedürfnisse der Gebärenden wieder zu entdecken. Dank dieser physiologischen Perspektive wird deutlich, dass die Gründe, mit denen in der Regel die hohen Kaiserschnittraten erklärt werden – elektronische Überwachung des Fötus, Furcht vor Rechtsstreitigkeiten, Mangel an Hebammen, die veränderte Rolle der Hebammen, die hohe Rate der Geburtseinleitungen, der häufige Einsatz der Periduralanästhesie und andere Aspekte der industrialisierten Geburt ganz allgemein –, im Wesentlichen darauf zurückzuführen sind, dass die Physiologie der Geburt kaum verstanden wird. Und dass ein Kaiserschnitt relativ gefahrlos vorgenommen werden kann, bestärkt wiederum das traditionell geringe Interesse an der Physiologie der Geburt.

Durchbrechen wir diesen Teufelskreis, indem wir aus der Perspektive eines modernen Physiologen auf eine gebärende Frau blicken.

Das führt uns zur *Konzentration auf den aktivsten Teil ihres Körpers,* nämlich die Drüsen, in denen all die zur Geburt erforderlichen Hormone produziert werden. Diese hormonellen Wirkstoffe entstammen alten, »primitiven« Hirnregionen, dem Hypothalamus und der Hypophyse. Mit anderen Worten, wenn wir eine Gebärende mit den Augen des modernen Physiologen betrachten, fällt unser Blick auf tief gehende archaische Hirnstrukturen, die intensiv arbeiten und einen Strom von Hormonen freisetzen. Wir begreifen, dass Hemmungen – sei es beim Geburtsvorgang oder bei jeder anderen geschlechtlichen Erfahrung – ihren Ursprung im »neuen Hirn« haben, das heißt jenem Teil des Gehirns, der beim Menschen hoch entwickelt ist und der als Sitz des Verstandes gilt. Diesen Teil bezeichnet man als *Großhirnrinde* oder *Neokortex.*

Maßgeblich für die Wiederentdeckung der Grundbedürfnisse einer Gebärenden ist die Deutung eines Phänomens, mit dem all jene Mütter und Hebammen gut vertraut sind, die schon einmal eine ungestörte Geburt erlebt haben. Gemeint ist die Tatsache, dass eine Frau, die ohne jeden Einfluss von Medikamenten ein Kind zur Welt bringt, irgendwann in einen Zustand gerät, in dem sie sich von unserer Welt entfernt, so als *begebe sie sich auf einen anderen Planeten.* Sie wagt zu tun, was sie in ihrem normalen Alltag nie tun würde, zum Beispiel schreien und fluchen. Unwillkürlich nimmt sie ganz unerwartete Stellungen ein und gibt fremdartige Laute von sich. Das heißt, sie reduziert die Kontrolle ihres Verhaltens durch den Neokortex. Diese reduzierte Aktivität der Großhirnrinde ist aber unter praktischen Gesichtspunkten der wichtigste Aspekt der Geburtsphysiologie. Daraus ergibt sich, dass eine

Frau in den Wehen zuallererst vor jeglicher Stimulation ihres Neokortex geschützt werden muss. Hieraus lassen sich wiederum einige Gebote und Verbote ableiten:

DIE GROSSHIRNRINDE EINER GEBÄRENDEN DARF NICHT ANGEREGT WERDEN!

Aus praktischen Gründen ist es sinnvoll zu erklären, was das bedeutet, und die bekannten Faktoren näher zu erläutern, durch die die Großhirnrinde des Menschen stimuliert werden kann:

- *Sprache*, vor allem rationale Sprache, ist ein solcher Faktor. Wenn wir mittels Sprache kommunizieren, verarbeiten wir, was wir mit unserer Großhirnrinde wahrnehmen. Daraus folgt beispielsweise, dass eine wichtige Eigenschaft einer Hebamme in der Fähigkeit bestehen sollte, sich während der Geburt zurückzuhalten, zu schweigen und vor allem auf präzise Fragen zu verzichten. Stellen Sie sich eine Frau in den Presswehen vor, die bereits »auf einem anderen Planeten« ist. Sie wagt es zu schreien; sie wagt es, Dinge zu tun, die sie sich niemals hätte träumen lassen; sie hat vergessen, was man ihr beigebracht oder was sie in Büchern gelesen hat; sie hat ihr Zeitgefühl verloren; und dann muss sie plötzlich auf jemanden reagieren, der wissen will, wann sie zuletzt auf der Toilette war! So einfach es scheinen mag, es wird vermutlich noch lange dauern, bis man wirklich begreift, dass eine Hebamme so schweigsam wie möglich sein sollte.
- *Helles Licht* ist ebenfalls ein Faktor, der die Großhirnrinde anregt. Wer sich mit Elektroenzephalographie auskennt, weiß, dass die EEG-Kurve durch visuelle Stimulation beeinflusst werden kann. In der Regel ziehen wir die Vorhänge zu und schalten das Licht aus, um abschalten und einschlafen zu können. Vom physiologischen Standpunkt ist daraus die

Forderung nach gedämpftem Licht während des Geburtsvorgangs abzuleiten. Es wird aber auch in diesem Fall noch lange dauern, bis Mediziner einsehen, dass es sich hier um ein ernstes Problem handelt. Auffällig ist, dass Gebärende, solange sie »auf einem anderen Planeten« sind, spontan Haltungen einnehmen, die sie vor visueller Stimulation schützen. Zum Beispiel knien sie auf allen Vieren, als würden sie beten. Damit werden nicht nur Rückenschmerzen gelindert, diese beliebte Haltung hat noch viele weitere positive Auswirkungen, zum Beispiel schaltet sie die Hauptursache für eine Mangelversorgung des Fötus aus (kein Zusammenpressen der großen Blutgefäße entlang der Wirbelsäule) und macht es leichter, das Kind zu drehen.

- *Das Gefühl, beobachtet zu werden*, regt ebenfalls die Großhirnrinde an. Die physiologische Reaktion auf die Anwesenheit eines Beobachters ist wissenschaftlich erforscht. Im Grunde ist jedem klar, dass wir uns anders fühlen, wenn wir wissen, dass wir beobachtet werden. Mit anderen Worten, *Abgeschiedenheit* erleichtert die Verminderung der Kontrolle durch die Großhirnrinde. Es entbehrt nicht einer gewissen Ironie, dass alle nichtmenschlichen Säugetiere, deren Neokortex weniger stark entwickelt ist als unserer, dazu neigen, in Abgeschiedenheit zu gebären – nachtaktive Tiere, zum Beispiel Ratten, bringen ihre Jungen normalerweise lieber tagsüber zur Welt, und umgekehrt fohlen die tagaktiven Pferde vornehmlich nachts. Wildziegen ziehen sich zur Geburt in die unzugänglichsten Gebirgsgegenden zurück. Und unsere nahen Verwandten, die Schimpansen, entfernen sich ebenfalls von der Gruppe. Was die Respektierung der Privatsphäre angeht, besteht also ein enormer Unterschied zwischen einer Hebamme, die vor einer Gebärenden steht und sie beobachtet, und einer anderen, die einfach still im Hintergrund bleibt. Daraus folgt auch, dass wir auf jegliche Vorrichtungen verzichten sollten, die als Mittel

der Beobachtung aufgefasst werden können, sei es nun eine Videokamera oder ein Herzton-Wehenschreiber.
- Jede Situation, die die Ausschüttung von Adrenalin oder verwandten Hormone auslösen kann, stimuliert auch die Großhirnrinde und behindert damit den natürlichen Geburtsvorgang. Wenn Gefahr droht, sind Säugetiere wach und aufmerksam. Dass bedeutet, dass eine Gebärende sich zunächst einmal *sicher und geborgen fühlen muss.* Dieses Sicherheitsbedürfnis erklärt, warum Frauen in aller Welt und zu allen Zeiten bei der Geburt gerne ihre Mutter oder eine mütterliche Ersatzfigur um sich haben: eine erfahrene Mutter oder Großmutter, die aus der Großfamilie oder der Gemeinschaft stammt – also eine Hebamme. Die Hebamme war ursprünglich eine Mutterfigur. Die eigene Mutter ist der Prototyp einer Frau, bei der man sich geborgen, nicht aber beobachtet oder beurteilt fühlt.

Was wäre wenn?

Wenn die Grundbedürfnisse von Gebärenden vor einem halben Jahrhundert erkannt worden wären – als der Kaiserschnitt wachsende Verbreitung fand –, dann hätte die Geschichte der Geburt zweifellos eine andere Wendung genommen. Man hätte in Betracht gezogen, wie wichtig die Rolle der Hebammen ist. Der Berufsstand der Hebamme wäre nicht zurückgedrängt worden oder völlig verschwunden, wie in einigen Ländern bereits geschehen, während Hebammen in anderen Ländern ihre Autonomie und ihren besonderen Status eingebüßt haben und zu Gefangenen des Systems geworden sind. Vergleicht man Länder, Städte und Krankenhäuser, kann man leicht erraten, wie hoch die Kaiserschnittraten liegen, wenn man die Zahl der ärztlichen Geburtshelfer und die Zahl der Hebammen gegenüberstellt. In Ländern, in denen es erheblich mehr Geburtshelfer als Hebammen gibt, haben die Hebammen ihre Autonomie verloren und die Kaiserschnittraten schießen in die Höhe. Das gilt für so unterschiedliche Staaten wie Brasilien und viele andere lateinamerikanische Länder sowie für China, Südkorea, Taiwan, die Türkei, Süditalien und Griechenland.

Wenn die Grundbedürfnisse von Gebärenden verstanden worden wären, dann hätten wir es nicht bereits mit der zweiten oder dritten Generation von High-Tech-Geburten zu tun. Dass die Neigung zur Entbindung durch operativen Eingriff von der Mutter auf die Tochter weitergegeben wird, ist gut dokumentiert. In Utah wurden alle Frauen befragt, die zwischen 1947 und 1957 zur Welt gekommen waren und selbst zwischen 1970 und 1991 in Utah Mutter wurden. Dabei zeigte sich insbesondere, dass Töchter von Frauen, die wegen »Geburtsstillstand« einen Kaiserschnitt gehabt hatten, ein sechsmal höheres Risiko trugen, ihre Kinder ebenfalls durch Kaiserschnitt zur Welt zu bringen.[1] Es stellt sich die Frage, ob die Gebärfähigkeit durch das Aufkommen der industrialisierten Geburt nicht allmählich verloren geht.

Wenn man die Grundbedürfnisse Gebärender begriffen hätte, dann hätte es für die Geschichte der Geburt niemals ein elektronisches Zeitalter gegeben. Noch 1970 hätten Ärzte gezögert, den Rhythmus des kindlichen Herzschlags und die Wehenkontraktionen permanent durch ein elektronisches Messgerät aufzeichnen zu lassen. Sie hätten eingesehen, dass bei Frauen, deren Körperfunktionen ständig überwacht werden, die Großhirnrinde angeregt wird, sodass der Geburtsvorgang länger dauert, schwieriger und daher gefährlicher wird und letztlich mehr Babys durch Kaiserschnitt gerettet werden müssen. Interessanterweise wurde jetzt, nachdem das elektronische Zeitalter der Geburt angebrochen ist, durch mehrere umfangreiche Untersuchungen nachgewiesen, dass die einzige und signifikante Auswirkung, die die permanente *elektronische Überwachung des Fötus* auf die Statistik hat – im Vergleich zum gelegentlichen Abhören der Herzgeräusche – ein Anwachsen der Kaiserschnittrate ist.

Wenn das elektronische Zeitalter der Geburt dank klarer Einsicht in die Natur der Geburt übersprungen worden wäre, dann wäre wohl auch die *Angst vor einem Rechtsstreit* nicht zur Obsession der Mediziner geworden. In den 70er-Jahren nährten viele Ärzte und die Medien die Überzeugung, dass dank der elektronischen Überwachungsmethoden sämtliche Geburtsrisiken ausgeschaltet werden könnten – als ob ein unwillkürlicher Prozess sich so leicht kontrollieren und »managen« ließe. Solche Vorstellungen setzen voraus, dass jeder Unfall – Behinderung, Todesfall und so weiter – durch einen Fehler oder durch mangelnde Sorgfalt verursacht wird, dass es also einen Schuldigen gibt.

Wenn die richtigen Fragen schon vor einigen Jahrzehnten gestellt worden wären, dann wären wir heute nicht Sklaven einer etablierten Ideologie. *Wenn* man zum Beispiel das Hauptaugenmerk darauf gelegt hätte, dass die Gebärende so lange wie möglich ein extrem niedriges Adrenalinniveau beibehalten sollte, dann wäre man leicht darauf gekommen, dass die Anwesenheit eines Mannes den Neokortex und damit die Ausschüttung von Stresshormonen stimulieren kann und daher das Risiko bei der Geburt erhöht. Heute wagt niemand, auch nur darauf hinzuweisen, dass das Aufkommen der neuen Doktrin von der *Teilnahme des Vaters an der Geburt* und der spektakuläre Anstieg der Kaiserschnittraten gleichzeitig auftraten (mit Ausnahme einiger weniger Länder wie Irland, wo die Anwesenheit des Vaters und die Zunahme der Schnittentbindungen bis Ende der 80er-Jahre hinausgezögert wurde).

Eine Faustregel

Die jähe Zunahme der Kaiserschnittraten beruht auf einem mangelnden Verständnis für die physiologischen Vorgänge während der Geburt. Eine schlichte Faustregel mag hilfreich sein, um die Grundbedürfnisse der Gebärenden wieder zu entdecken. Sie lässt sich in einem Satz zusammenfassen: Wenn es um Wehen, Entbindung und Geburt geht, *sollte das spezifisch Menschliche ausgeschaltet werden, während die Säugetierbedürfnisse erfüllt werden müssen.* Um das spezifisch Menschliche auszuschalten, gilt es zunächst, die Nachwirkungen all der Glaubensvorstellungen (und der damit verknüpften Rituale) zu beseitigen, die seit Jahrtausenden in allen bekannten Kulturen die physiologischen Vorgänge während der Geburt gestört haben. (Solche Glaubensvorstellungen haben offenbar in bestimmten Phasen der Menschheitsgeschichte einen evolutionären Vorteil gebracht.) Das bedeutet, dass die Aktivität der Großhirnrinde, also jener Hirnregion, die beim Menschen so ausgeprägt entwickelt ist, vermindert werden muss. Es heißt auch, dass die Sprache, ebenfalls eine spezifisch menschliche Errungenschaft, mit äußerster Vorsicht zu gebrauchen ist.

Weil alle Säugetiere Wert darauf legen, während der Geburt nicht beobachtet zu werden, muss das Bedürfnis nach Abgeschiedenheit erfüllt werden. Das beinhaltet auch das Verlangen nach Geborgenheit. Ein Säugetierweibchen im Dschungel kann nicht gebären, so lange sich Raubtiere in der Nähe herumtreiben. Bezeichnenderweise nehmen Frauen, die sich während der Wehen sicher und geborgen fühlen und deren Privatsphäre gewahrt wird, nicht selten typische Säugetierstellungen ein, zum Beispiel den Vierfüßlerstand.

Häufig wird gefordert, die Geburt zu »humanisieren«. Wenn es aber darum gehen soll, die Kaiserschnittraten auf ein vernünftiges Maß zu senken, sollte das Augenmerk vielmehr darauf gelegt werden, *die Geburt den Säugetieren anzugleichen.* In diesem Sinn muss die Geburt *enthumanisiert* werden.

5 Wenn Träume wahr werden

Mythen, Legenden, Gedichte und Erzählungen berichten uns von universalen, kulturübergreifenden Menschheitsträumen. Durch die technologischen Fortschritte und Neuerungen des 20. Jahrhunderts sind einige dieser Träume plötzlich wahr geworden. Das gilt auch für den Kaiserschnitt, der sich als Verwirklichung einer tief verwurzelten archetypischen Fantasie deuten lässt. Begeben wir uns auf fremdes Terrain, um zu einer neuen Interpretation der »Versuchung Kaiserschnitt« zu gelangen, das heißt der Versuchung, den Kaiserschnitt als gängige Geburtsmethode zu etablieren.

Von Äskulap zur Barbiepuppe

Äskulap, der griechische Gott der Heilkunde, kam zur Welt, indem sein Vater Apollon den Bauch seiner Geliebten Coronis aufschnitt, die er zuvor wegen ihrer Untreue getötet hatte. Auch Zeus holte seinen Sohn Dionysos aus dem Leib seiner toten Geliebten und pflanzte ihn in seinen eigenen Oberschenkel, aus dem das Baby später geboren wurde. Solche Mythen begegnen uns nicht nur in der griechischen Kultur. Zahlreiche Hinweise auf Schnittentbindungen finden sich auch in den volkstümlichen Überlieferungen hinduistischen, ägyptischen, persischen und europäischen Ursprungs. Antike chinesische Kupferstiche zeigen den Vorgang an offensichtlich lebenden Frauen. Das *Schahname*, das »Königsbuch«, das um das Jahr 1000 entstand und die Geschichte vorislamischer Helden des Iran schildert, enthält eine detaillierte Beschreibung einer »Geburt von oben«: Zal, ein legendärer Held mit dem Beinamen »der Löwe«, rief den Vogel Simurgh, ein Fabeltier, herbei, als seine Geliebte Rudabeh niederkam. Simurgh erteilte seine Anweisungen, woraufhin der Priester Mobed Rudabehs Bauch mit einem Messer aufschnitt. Das war die wundersame Geburt Rustams. Bemerkenswert ist, dass in sämtlichen alten Legenden die Operation durch einen Mann durchgeführt wird, obwohl die Geburt in der Regel »Frauensache« war.

In der deutschsprachigen Literatur kommt Tristan (in der Fassung Eilharts) auf diesem Weg zur Welt. Besonders beeindruckend sind auch die spätmittelalterlichen deutschen Holzschnitte, die die Geburt des Antichristen durch Kaiserschnitt zeigen.

Die »Geburt von oben« war auch den alten britischen Mythen und Volksüberlieferungen nicht fremd, wie die folgenden Verse bestätigen, die von Macbeths tragischem Ende handeln:

> So verzweifle
> An deiner Kunst, und sage dir der Engel,
> Dem du von je gedient, daß vor der Zeit
> Macduff geschnitten ward aus Mutterleib.
> (Shakespeare, Macbeth, 5. Akt, 7. Szene)

Zu den bildhaftesten Darstellungen legendärer Kaiserschnitte gehören jene, die von der Mutter selbst oder gar durch die Hörner eines Stiers erfolgten. Der Franzose Sacombe berichtet in Versform von einem wütenden Bullen, der in San Sebastian den Leib einer Schwangeren so aufschlitzte, dass das Baby lebend geboren wurde, ohne den Weg durch das Becken zu nehmen:

> Le foetus sort vivant, sans franchir le pelvis.
> [Der Fötus kam lebend heraus, ohne das Becken zu durchqueren.]

Mythen, Legenden, Dichtung und Wahrheit zu unterscheiden ist nicht immer ganz leicht. Der Hauptgrund ist darin zu suchen, dass in vielen Gesellschaften eine verstorbene schwangere Frau nicht beigesetzt werden konnte, ehe man das Kind aus ihrem Bauch herausgeholt hatte. Wahrscheinlich kam es deshalb gelegentlich dazu, dass ein lebendes Baby aus dem Bauch einer sterbenden Mutter geborgen wurde. Im 8. vorchristlichen Jahrhundert verfügte der römische Herrscher Numa Pompillus, dass alle Frauen, die während der Wehen starben, post mortem von ihrem Kind entbunden werden müssten. Dieses Gesetz blieb auch während der römischen Kaiserzeit in Kraft und wurde als Lex Caesarea bekannt – das lateinische Verb *caesare* bedeutet »schneiden« und bildet wahrscheinlich den Ursprung des Begriffs. Der Kaiserschnitt verdankt seinen Namen also nicht der Annahme, Julius Cäsar sei auf diese Weise zur Welt gekommen. Denn das ist angesichts der Tatsache, dass seine Mutter Aurelia noch ihren erwachsenen Sohn beriet, kaum denkbar. Möglicherweise erhielt jedoch ein Vorfahr Cäsars diesen Namen, nachdem er eine Schnittentbindung überlebt hatte, und dieser Name wurde dann in der Familie weitergegeben. Später erließen die Katholiken eine der Lex Caesarea ähnliche Verordnung, um das Baby taufen zu können.

Der Kaiserschnitt wurde also ursprünglich nur beim tragischen Tod der Schwangeren während der Wehen durchgeführt, bis im 16. Jahrhundert die erste Operation erfolgte, bei der Mutter und Kind überlebten. Der Schweizer Tierkastrator Jacob Nufer versuchte eine Schnittentbindung, weil seine Frau tagelang in den Wehen lag und 13 Hebammen und mehrere Lithotomisten (auf Entfernung von Gallensteinen spezialisierte Chirurgen) ihr nicht helfen konnten. So griff er zum Messer und holte ein unversehrtes Baby aus dem Bauch seiner Frau. Dieser Fall wird in der ersten Abhandlung über den Kaiserschnitt an lebenden Frauen berichtet. Der Wahrheitsgehalt der Geschichte wurde von angesehenen Ärzten jedoch angezweifelt, weil Frau Nufer noch sechs weiteren Kindern auf herkömmlichem Weg das Leben schenkte, darunter auch Zwillinge. Eine einleuchtende Erklärung wäre, dass sich der Fötus außerhalb der Gebärmutter entwickelt hatte (eine so genannte Bauchhöhlenschwangerschaft). Auffällig ist, dass der lateinische Originaltext nur von einem Schnitt in die Bauchdecke spricht, eine Öffnung der Gebärmutter aber nicht erwähnt wird. Demnach hätte es sich nicht um einen echten Kaiserschnitt gehandelt.

Nachdem der Kaiserschnitt heute ein gefahrloser, ja beinahe ein Routine-Eingriff geworden ist, könnte man meinen, unsere alten Träume und Fantasien seien überholt. Aber nein. Die archetypischen menschlichen Fantasien erleben immer wieder ein Comeback. Ein höchst aufschlussreiches Beispiel dafür ist der Erfolg der schwangeren Barbiepuppe, deren Bauch sich öffnen lässt.

Von Ikarus zum Segelflieger über dem Kanal

Den Bauch einer schwangeren Frau zu öffnen ist nicht der einzige tief verwurzelte Traum, der sich in der jüngsten Menschheitsgeschichte verwirklicht hat. Eine Analogie zu einem weiteren uralten Traum bietet sich an, um unsere Interpretation von der Versuchung des Kaiserschnitts zu stützen und zu verdeutlichen.

Ikarus wurde mit seinem Vater Daidalos von König Minos in einem Turm auf Kreta festgehalten. Es gelang ihnen zwar, ihrem Gefängnis zu entfliehen, sie konnten aber die Insel auf dem Seeweg nicht verlassen, weil der König sämtliche Schiffe streng bewachen ließ. Daidalos fertigte deshalb aus Federn Flügel für sich und seinen Sohn. Er selbst gelangte damit wohlbehalten nach Sizilien, wo er dem Apollon einen Tempel errichtete und seine Flügel als Opfergabe für den Gott dort aufhängte. Ikarus aber folgte seinem Vater nicht, sondern strebte im Hochgefühl seines Flugs immer höher in die Lüfte empor. Die Hitze der Sonne ließ aber das Wachs, das die Federn zusammenhielt, schmelzen, sodass sie sich lösten. Ikaros ruderte mit den Armen, doch es fehlten die tragenden Federn. Hilferufe an seinen Vater ausstoßend, versank er in den blauen Fluten des Meeres.

Bellerophons größter Wunsch war es, das wunderbare geflügelte Pferd Pegasus zu reiten. Eines Tages erwachte er und fand goldenes Zaumzeug zu seinen Füßen. Er suchte die Lieblingsweide des Wundertiers auf und fand dort den Pegasus, der auf ihn zutrottete und ihn willig aufsitzen ließ. Es war Bellerophons Pech, dass er beschlossen hatte, ein Gott zu werden. Eines Tages drängte er Pegasus, zum Olymp, der Wohnstatt der Götter, zu fliegen. Doch der Pegasus war klüger und verweigerte zum ersten Mal den Gehorsam. Er warf seinen Reiter ab und flog davon.

Solcherlei Mythen sind nicht nur in der altgriechischen Kultur anzutreffen. Auch in frühen chinesischen, koreanischen und indischen Texten findet man Schilderungen von Flugmaschinen und fliegenden Fabelwesen. In den altindischen Veden werden Flugmaschinen als *vimanas* bezeichnet. Teilweise handelt es sich um von Menschen geschaffene Geräte mit vogelartigen Flügeln, die an Flugzeuge erinnern. Andere Flugkörper sind keineswegs stromlinienförmig, erheben sich dank geheimnisvoller Kräfte in die Lüfte und stammen meist nicht von Menschenhand. Im Taoismus sind zahlreiche Geschichten über Adepten oder Unsterbliche überliefert, die fliegen konnten. Die Xian waren unsterbliche Wesen, die dank ihrer göttlichen Eigenschaften die Schwerkraft überwanden. Angeblich waren sie gefiedert, und für taoistische Priester gibt es auch die Bezeichnung *yu ke,* das heißt »gefiederter Gast«. Die *fei tian,* die »fliegenden Unsterblichen«, die ebenfalls in frühen Erzählungen auftauchen, bereichern den Reigen flugfähiger Geschöpfe der chinesischen Mythologie.

Heute ist der Flug von Kontinent zu Kontinent kein Abenteuer mehr, sodass man vermuten könnte, dass dieser archaische, universale Menschheitstraum keine Bedeutung mehr hat. Aber die Tatsache, dass immer neue Sportarten wie Fallschirmspringen, Gleitschirmfliegen, Bungeejumping, Drachenfliegen, Skysurfen, Paramotoring und Hanggleiten erfunden werden und sich wachsender Beliebtheit erfreuen, macht deutlich, dass hier ein uralter Menschheitstraum wieder entdeckt wird: das individuelle Fliegen. Auf Karbonfaserflügeln im Gleitflug über dem Ärmelkanal erwacht in vielen Millionen Menschen der Ikarus-Traum.

Die Versuchung des Kaiserschnitts lässt sich ohne diese geheimnisvollen, allgegenwärtigen Menschheitsfantasien und -träume nicht verstehen. Die Versuchung des Kaiserschnitts ist Teil eines Teufelskreises, der durch das mangelnde Interesse an der Physiologie der Geburt in Gang gehalten wird.

6 Vom Homo sapiens zum Superhirn?

Müssen wir die Epoche des gefahrlosen Kaiserschnitts als Meilenstein in der Evolution der menschlichen Hirngröße ansehen? Wird der künftige Homo sapiens ein Superhirn besitzen?

Unüberschreitbare Grenzen

Bis in die jüngste Zeit ging man davon aus, dass die Entwicklung des menschlichen Gehirns wegen der Enge des Geburtskanals an natürliche Grenzen gestoßen sei. Zum Geburtstermin entspricht der schmalste Durchmesser des Babykopfes (der nicht ganz kugelförmig ist) ungefähr dem breitesten Durchmesser des mütterlichen Beckens (das annähernd konisch geformt ist). Die Evolution entwickelte eine Kombination von Lösungen, um bis an die *Grenzen des Möglichen* vorzustoßen.

Die erste Lösung bestand darin, die Schwangerschaft so kurz wie möglich zu halten, sodass das Baby sozusagen unreif zur Welt kommt. Anscheinend gibt es hier eine Art »Primärperiode«,[1] die aus einer Phase der »internen Reifung«, besteht, gefolgt von einer Phase der »externen Reifung« in einem sozialen Umfeld. Diese Unreife des menschlichen Neugeborenen kann dabei nicht losgelöst von der Entwicklung starker sozialer Gruppen gesehen werden. Ich habe bereits darauf hingewiesen, dass die frühzeitige Geburt verschiedene Vorteile für die Hirnentwicklung haben könnte: Die Welt außerhalb des Uterus kann eine weitaus größere Vielfalt an komplexen sensorischen Reizen bieten als das vorgeburtliche Umfeld.[2] In jüngster Zeit hat sich herausgestellt, dass die schwangere Frau die Größe des Fötus bis zu einem gewissen Grad an ihre eigenen Körpermaße angleichen kann, indem sie die Blutzufuhr und die Nährstoffversorgung für das Kind steuert. Aus diesem Grund bringen kleine Leihmütter, die Embryos für erheblich größere genetische Eltern austragen, kleinere Babys als erwartet zur Welt.

Unter mechanischen Gesichtspunkten muss der Kopf des Babys weitmöglichst gebeugt werden, sodass der kleinere Durchmesser nach oben weist, wenn das Kind durch das mütterliche Becken gepresst wird. Aufgrund der Anatomie des mütterlichen Beckens ist die menschliche Geburt ein komplexes asymmetrisches Unterfangen. Der Schädel des Babys kann dabei auch leicht verformt werden.

Betrachtet man die mechanischen Besonderheiten der menschlichen Geburt, drängt sich ein Vergleich mit unseren nahen Verwandten, den Schimpansen, auf. Der Kopf eines Schimpansenkindes nimmt beispielsweise zum Geburtstermin wesentlich weniger Raum im mütterlichen Becken ein, und die Vulva der Mutter befindet sich genau in der Mitte, sodass der Kopf des Babys so symmetrisch und direkt wie nur möglich nach unten gleiten kann. Offenbar existierte aber während der gesamten Evolution der menschlichen Spezies – seit der Trennung von den übrigen Schimpansen – ein Konflikt zwischen dem aufrechten Gang auf zwei Beinen und der gleichzeitigen Entwicklung eines immer größer werdenden Gehirns. Das Denkorgan des modernen Homo sapiens ist viermal größer als das unserer berühmten Vorfahrin Lucy. Entstanden ist dieser Konflikt, weil das an den aufrechten Gang angepasste Becken schmal sein musste, damit die Beine unterhalb der Wirbelsäule eng beieinander liegen konnten, was die Kraftübertragung zwischen Beinen und Rückgrat beim Laufen erleichterte. Eine aufrechte Haltung ist aber die Voraussetzung für die Hirnentwicklung. Wenn wir aufrecht gehen, können wir auch schwere Lasten auf dem Kopf tragen. Säugetiere auf allen Vieren sind dazu nicht in der Lage. Aus diesem Grund wurden im Evolutionsprozess andere Lösungen gefunden, um ein breiteres weibliches Becken verzichtbar zu machen und dennoch die Geburt des »Affen mit dem großen Hirn« zu ermöglichen. Denn je schneller unsere Vorfahren laufen konnten, desto größer waren ihre Überlebenschancen.

Es gibt noch einen Grund, warum man behaupten kann, dass die Entwicklung der Hirngröße an ihre Grenzen gestoßen ist. Wenn wir hier von Hirnentwicklung sprechen, ist das nicht präzise ausgedrückt. Denn es ist zu betonen, dass sich bei unserer Spezies nicht das gesamte Gehirn so dramatisch entwickelt hat, sondern nur der so genannte Neokortex, die Großhirnrinde. Den Neokortex kann man sich als eine Art Supercomputer vorstellen, der ursprünglich im Dienst der lebenswichtigen archaischen Hirnstrukturen stand. Ausschlaggebend ist, dass dieses »neue Hirn« dazu neigt, die Macht zu ergreifen, und dass es die Aktivität der »primitiven« Regionen hemmen kann, und zwar vor allem während der Geburt. Dennoch sind moderne Frauen noch in der Lage, die nötigen Hormone freizusetzen und aus eigener Kraft zu gebären, vorausgesetzt, die Aktivität der mächtigen Großhirnrinde wird erheblich reduziert. Auch unter diesem Gesichtspunkt scheint es nahe liegend, dass die Entwicklung des menschlichen Gehirns an ihre Grenzen gestoßen ist. Ein noch stärker entwickelter Neokortex könnte den natürlichen Geburtsvorgang irgendwann unmöglich machen.

Auflösung der Grenzen

All diese scheinbar festen Grenzen der Hirnentwicklung wurden mit dem Aufkommen des sicheren Kaiserschnitts hinweggefegt. Bis dahin haben Babys, deren Kopf zu groß für die Beckenöffnung der Mutter war, die Geburt einfach nicht überlebt und konnten daher die Veranlagung zu größerem Hirnvolumen auch nicht an die nächsten Generationen weitergeben. Heute ist aber die Evolution eines größeren Gehirns wieder möglich geworden.

Als Mitglieder der Spezies Homo sapiens unterscheiden wir uns in einem wesentlichen Punkt von anderen Primaten, insbesondere auch von unseren Vettern, den Schimpansen, und zwar im Fettstoffwechsel. Bei uns Menschen ist die Fähigkeit, Fettmoleküle und Fettpartikel in bestimmte Körperregionen wie Haut und Gehirn zu transportieren, besonders ausgeprägt. Nur wir Menschen besitzen eine Fettschicht unter der Haut und können Lipoide an bestimmten Körperstellen wie Brüsten und Po bei der Frau und Bauch beim Mann anlagern.

Menschen zeichnen sich aber zuallererst und vor allem durch die einmalige Fähigkeit aus, dem Gehirn bestimmte Fettsäuren zuzuführen, die für seine Entwicklung notwendig sind. Das Gehirn dürstet förmlich nach der Fettsäure DHA: 50 Prozent der Fettmoleküle, die das Gehirn während seiner Entwicklung aufnimmt, stellt die Docohexanoinsäure DHA. Es handelt sich hierbei um eine langkettige, mehrfach ungesättigte Omega-3-Fettsäure, die in Reinform nur in Fisch und Meeresfrüchten vorkommt. Um die menschliche Natur zu verstehen, muss man berücksichtigen, dass beim Menschen die Enzyme der delta-4-Desaturase nur schwach ausgeprägt sind – das ist ein Stoffwechselvorgang, bei dem DHA produziert wird. Mit anderen Worten, *die menschliche Spezies, die sich durch ein übergroßes Gehirn auszeichnet, ist nur begrenzt dazu imstande, ein Molekül herzustellen, das zur Versorgung des Nervensystems unerlässlich ist.* Daraus folgt, dass Menschen dieses Molekül aus ihrer Nahrung beziehen müssen. In der Praxis bedeutet das, dass wir auf Fisch und Meeresfrüchte angewiesen sind. Man kann also mit Fug und Recht behaupten, dass die Vererbung der Anlage zu einem größeren Hirnvolumen in der Epoche des gefahrlosen Kaiserschnitts plötzlich möglich wird, und zwar insbesondere in Bevölkerungen, die durch ihre Ernährung reichlich gut verwertbares DHA zu sich nehmen.

Bemerkenswert ist, dass die Vision vom Kaiserschnitt als einem Meilenstein in der Entwicklung des Hirnvolumens keineswegs auf einen Experten für evolutionäre Anthropologie oder einen Geburtshelfer zurückgeht. Jane English kam 1942 durch einen geplanten klassischen Kaiserschnitt zur Welt. Als erwachsene Frau um die dreißig begann sie, die »Geburt durch Kaiserschnitt« als »Linse, durch die sie die Welt und sich selbst betrachtete«, wahrzunehmen. So erkannte sie, dass in früheren Epochen Veränderungen durch Mutation und natürliche Auslese zustande kamen, während sie jetzt durch den Erfindungsreichtum des Menschen herbeigeführt werden können. Ihr Interesse an den Folgen einer Geburt durch Kaiserschnitt veranlasste sie schließlich, das Buch *Different Doorway* zu schreiben, das 1985 erschien.[3]

Ich hatte das Glück, Jane English in den 80er-Jahren kennen zu lernen. Seither habe ich nach und nach begriffen, warum die Geschichte der Geburt und sogar der Verlauf der menschlichen Evolution an einem Wendepunkt angelangt sind.

7 Kriterien des 21. Jahrhunderts

Zwei Antworten

Ist Brasilien der Prototyp einer zukunftsweisenden Nation? In Städten wie Rio de Janeiro und São Paulo entsteht eine Kultur, die den Kaiserschnitt begünstigt. Ein Großteil der Frauen, die Einfluss auf die öffentliche Meinung haben – Schauspielerinnen, bekannte Sportlerinnen und so weiter –, bringt seine Kinder durch Schnittentbindung zur Welt. Dieselbe Tendenz ist an vielen anderen Orten der Erde zu beobachten. In Taiwan, einem Staat, der bei den Kaiserschnittraten ebenfalls zu den weltweiten Spitzenreitern zählt, glauben die Menschen, die Wahl eines günstigen Geburtstermins habe positiven Einfluss auf das Schicksal des Kindes.

Gibt es ernsthafte Gründe, das Rad der Zeit zurückzudrehen? *Die Antwort lautet nein, wenn* wir die ausschließlich wissenschaftlichen Kriterien des 20. Jahrhunderts zugrunde legen. Diese Kriterien habe ich bis jetzt in meinen Ausführungen über das Aufkommen einer ungefährlichen Technik des

Kaiserschnitts angelegt. Um die Leistung der Hebammen und die Qualität der Geburtshilfe zu beurteilen, zieht man für gewöhnlich vor allem die Zahl der lebend geborenen und die Zahl der gesund geborenen Babys sowie die Müttersterblichkeit und die Häufigkeit von Komplikationen bei der Mutter heran. Dazu zählen Harn- oder Stuhlinkontinenz und Scheidenvorfall. Meine Kommentare zur Evolution des Gehirnvolumens basieren aber ebenfalls auf anerkannten Kriterien, zumal die Darwin'schen Evolutionsgesetze im Lauf des vergangenen Jahrhunderts präzisiert wurden und auf wachsende Akzeptanz stießen.

Die Antwort lautet zweifellos ja, wenn wir die Kriterien des 21. Jahrhunderts zugrunde legen. Damit meine ich insbesondere die rasante Entwicklung des wichtigsten Aspekts der gegenwärtigen wissenschaftlichen Revolution, nämlich die *wissenschaftliche Erforschung der Liebe.*[1] Die Liebe war traditionell die Domäne der Dichter, Künstler, Schriftsteller und Philosophen. Zu Beginn des 21. Jahrhunderts wird die Liebe aber darüber hinaus noch aus unterschiedlichen wissenschaftlichen Perspektiven beleuchtet. Aus vielfältigen Gründen kann dabei leicht die umfassende Bedeutung des Phänomens übersehen werden. So handelt es sich meist um hochspezialisierte Forschungsarbeiten von Fachleuten, die ein kleines, aber bedeutsames Detail entdeckt haben, jedoch nicht erkennen, wie ihre Erkenntnisse mit anderen Forschungsergebnissen zusammenhängen könnten.

Ein weiterer Grund, warum wir nicht bereit sind, die *wissenschaftliche Fundierung der Liebe* in den Rahmen der Hauptfortschritte der Wissenschaft einzubeziehen, liegt darin, dass diese neue Forschungsrichtung *Antworten auf Fragen liefert, die so noch nie gestellt wurden.*

Das erste Beispiel einer gleichermaßen neuen und doch einfachen, grundlegenden und notwendigen Frage lautet: »*Wie entwickelt sich die Fähigkeit zu lieben?*« Bis zum heutigen Tag haben sich unzählige Leitfiguren des geistigen und religiösen Lebens, Philosophen, Dichter, Moralisten und Philanthropen jeder Couleur, für die Liebe eingesetzt und sich um Ausdrucksformen der zahllosen Facetten der Liebe bemüht, die mit so unterschiedlichen Begriffen wie Mitgefühl, Altruismus, Selbstlosigkeit, Nächstenliebe, Großherzigkeit, Mildtätigkeit, humanitäre Gesinnung, Barmherzigkeit, Einfühlsamkeit und Versöhnlichkeit bezeichnet werden. Betrachtet man aber das Verhalten der Menschen des 21. Jahrhunderts, regen sich schnell Zweifel am Nutzen dieser weisen Worte. In der gegenwärtigen Gesellschaft stellt sich umso dringlicher die Frage, wie sich die Liebesfähigkeit entwickelt, statt unaufhörlich für die Liebe zu werben oder althergebrachte negative Fragen wieder aufzugreifen, zum Beispiel: »Wie können wir Gewalt verhindern?«

Heute könnte die wissenschaftliche Erforschung der Liebe uns befähigen, Fragen positiv zu formulieren, weil die Zusammenführung von ganz unterschiedlichen Daten Antworten liefert, die darauf hinauslaufen, dass frühen Erfahrungen, insbesondere in der Zeit rund um die Geburt, große Bedeutung zukommt. Der erste Wissenschaftszweig, der zur wissenschaftlichen Erforschung der Liebe beitrug, war historisch gesehen die Verhaltensforschung, die sich mit Tieren und Menschen beschäftigt. Seit es diese Disziplin gibt, haben die Forscher traditionell besonderes Interesse an der Entwicklung der Mutter-Kind-Bindung gezeigt. Bei allen Säugetierspezies, die sie untersuchten, hat sich bestätigt, dass es mit Blick auf diese Bindung nach der Geburt eine kurze, aber entscheidende, unwiederholbare Phase gibt. Hier ist vor allem auf die

Arbeit von Harlow hinzuweisen, der sich mit Affenmüttern und ihren Kindern beschäftigte, eine Spezies, die mit dem Menschen eng verwandt ist. Er beobachtete die jungen Affen, bis sie erwachsen waren, und konnte einen Zusammenhang zwischen unterschiedlichen Störungen des ersten Kontakts zwischen Mutter und Baby nach der Geburt und verschiedenen Abweichungen im Sexualverhalten und in der Mutterrolle bei den ausgewachsenen Tieren feststellen.

Die von den Verhaltensforschern aufgeworfenen Ideen fanden nun Bestätigung durch Studien über die Auswirkungen, die zahlreiche während der Geburt und während ganz unterschiedlicher Liebeserlebnisse ausgeschüttete Hormone auf das Verhalten haben. Nach unserem Wissensstand setzt eine Frau während der Geburt einen komplexen Cocktail von Liebeshormonen frei. Die Hormone, die Mutter und Fötus im Laufe der Wehen und der Entbindung ausschütten, werden nicht sofort abgebaut, sondern jedes einzelne von ihnen spielt in der Stunde nach der Geburt bei der Interaktion zwischen Mutter und Neugeborenem eine spezifische Rolle. Diese Erkenntnisse werden durch Untersuchungen gestützt, die sich mit der Vorgeschichte von Menschen befassen, die in irgendeiner Form unter verminderter Liebesfähigkeit leiden (sei es die Liebe zu anderen oder die Liebe zu sich selbst). Diese Arbeiten gehören zu einem neuen Wissenschaftsgebiet, das ich als *Forschung zur Primärgesundheit* bezeichne, und werden in der Datenbank des Primal Health Research Centres gesammelt.

Eine weitere einfache und völlig neue Frage lautet: »*Worin besteht die Verbindung zwischen den vielen Facetten der Liebe?*« Das Wort *Liebe* gebrauchen wir in so vielen unterschiedlichen Situationen. Worin besteht die Verbindung zwischen Mutter-, Vater- und Kindesliebe, zwischen sexueller, romantischer, platonischer, geistiger, brüderlicher Liebe, ganz zu schweigen von der Liebe zur Heimat, zu unbeseelten

Gegenständen oder dem Mitgefühl und der Sorge um Mutter Erde? Auch in diesem Fall fällt es uns plötzlich ein, solche Fragen zu stellen, weil die biologischen Wissenschaften dazu Antworten liefern.

Heute weiß man, dass bei sämtlichen Facetten der Liebe das Hormon Oxytozin im Spiel ist. Bis vor kurzem war dieses von der Hirnanhangdrüse ausgeschüttete Hormon nur für seine mechanische Wirkung bekannt. So ist es für die Kontraktionen des Uterus bei der Ausstoßung des Babys und der Plazenta verantwortlich sowie für die Kontraktion spezieller Brustzellen, die den Milchflussreflex ermöglichen. Beim Mann löst es die Kontraktionen von Prostata und Samenblasen bei der Ejakulation aus und beim Orgasmus der Frau die Kontraktionen der Gebärmutter, die den Transport der Spermien zum Ei erleichtern. Im Rückblick verstehen wir, warum es so lange gedauert hat, bis man die entscheidenden Auswirkungen von Oxytozin auf das Verhalten erkannte, denn das Hormon gelangt nicht ins Gehirn, wenn es nur intravenös verabreicht wird. Den Wendepunkt markierte ein Experiment von Pedersen und Prange, die auf die Idee gekommen waren, Oxytozin direkt in das Gehirn von jungen Rattenweibchen zu injizieren.[2] Anschließend begannen die Ratten, die selbst noch nicht geboren hatten, Junge ins Nest zu holen und zu versorgen. Danach überraschte es kaum, dass im Gehirn von Säugetieren Moleküle entdeckt wurden, die auf Oxytozin sensibel reagieren (so genannte Rezeptoren). Bei Ratten findet sich während der Geburt in einer Hirnregion namens BNST (Bed Nucleus der Stria terminalis) eine erhöhte Zahl von Oxytozinrezeptoren. Weil die experimentelle Zerstörung dieser Region mütterliches Verhalten vereitelt, ohne aber Geburten zu unterbinden, scheint es plausibel, dass die Oxytozinrezeptoren dieser Hirnregion eine wichtige Rolle für das Verhalten der Mutter spielen. Viele Gründe sprechen für die Annahme, dass sich auch beim Menschen während der Wehen und der Entbindung Oxytozinrezeptoren entwickeln. Das ist einer von mehreren Gründen für die Vermutung, dass eine Frau sozusagen ihre Liebesfähigkeit entwickelt, während sie ein Kind zur Welt bringt.

Entscheidend ist jedoch, dass das Liebeshormon immer Bestandteil eines komplexen hormonellen Gleichgewichts ist. Wenn plötzlich Oxytozin freigesetzt wird, kann das Bedürfnis zu lieben in unterschiedliche Richtungen gelenkt werden, je nachdem, welche anderen Hormone gleichzeitig ausgeschüttet werden. Aus diesem Grund gibt es unterschiedliche Formen der Liebe. Immer wenn Oxytozin mit einem hohen Prolaktinniveau einhergeht, besteht die Neigung, die Liebesfähigkeit auf ein Baby zu richten, weil Prolaktin das typische Mutterschaftshormon ist. Genau das geschieht nach einer Geburt unter physiologischen Bedingungen, und zwar genau dann, wenn die Oxytozinwerte extrem in die Höhe schießen (vorausgesetzt, die Umgebung ist warm genug, Blick- und Hautkontakt zwischen Mutter und Baby werden nicht gestört und bei beiden wird der Geruchssinn nicht durch aggressive Gerüche beeinträchtigt).[3, 4] In anderen Situationen kommt es ohne nennenswerte Prolaktinbildung zu plötzlichen Oxytozinausschüttungen. Dann handelt es sich um eine andere Facette der Liebe, zum Beispiel um die Liebe zum Sexualpartner. Weil das hormonelle Gleichgewicht, in dem es zu Oxytozinspitzenwerten kommt, unendlich viele unterschiedliche Zusammensetzungen kennt, gibt es auch unendlich viele Spielarten der Liebe – aber Oxytozin ist immer im Spiel.

Eine letzte einfache und neue Frage, die der gegenwärtige wissenschaftliche Kontext aufwirft, lautet: *Warum stören alle Gesellschaften rituell den ersten Kontakt zwischen Mutter und Baby?* Diese Frage stellt sich zwangsläufig, wenn wir aus verschiedenen Wissenschaftsdisziplinen erfahren, dass die kurze Zeit zwischen der Geburt des Babys und der Ausstoßung der Plazenta eine entscheidende Rolle für die Entwicklung der

Liebesfähigkeit spielt. Die so genannte dritte Phase der Wehen wird häufig durch eine in ihrer Einfachheit schon wieder faszinierende Methode gestört. Es wird der Aberglaube gefördert, die Vormilch sei unrein oder gar schädlich für das Baby – ja, es wird sogar geraten, sie auszudrücken und wegzuschütten.[5] Nach den Erkenntnissen der modernen Biologie ist die Vormilch, die unmittelbar nach der Geburt zur Verfügung steht, jedoch äußerst wertvoll. Überdies ist das Neugeborene bereits in der ersten Stunde nach der Geburt in der Lage, die Brustwarze der Mutter zu suchen und zu finden.[6] Es können mitunter auch mehrere solcher Glaubensvorstellungen zusammentreffen und sich gegenseitig bestärken. Zum Beispiel meint man bei bestimmten ethnischen Gruppen im westafrikanischen Benin, die Mutter dürfe in den ersten 24 Stunden nach der Geburt dem Baby nicht in die Augen schauen, damit keine »bösen Geister« in seinen Körper eindringen können. Der erste Kontakt zwischen Mutter und Kind kann aber auch durch Rituale gestört werden: Das übereilte Durchtrennen der Nabelschnur, Baden oder Abreiben des Neugeborenen, straffes Einwickeln, Füße einbinden, das Baby »räuchern« (das Neugeborene wird in den Rauch über einem Feuer gehalten), das Durchbohren der Ohren bei kleinen Mädchen und das Aufreißen der Türen in kalten Ländern sind Beispiele für derartige Rituale.

Heute sind wir nicht nur imstande, eine solche Frage zu stellen, wir können auch Interpretationen anbieten. Man muss sich vor Augen führen, dass es über viele tausend Jahre die wichtigste Überlebensstrategie der meisten menschlichen Gruppen war, die Natur zu beherrschen und die Oberhand über andere Gruppen zu gewinnen. Durch die Stärkung des aggressiven Potenzials statt der Liebesfähigkeit, also durch die Fortführung solcher Rituale, ergab sich offenbar ein evolutionärer Vorteil. Beim Vergleich verschiedener Gesellschaften fällt auf, dass bei den Gruppen, die bei ihren Mitgliedern

Aggressionen fördern – und damit die Bereitschaft, Leben zu zerstören –, die Rituale und kulturellen Vorstellungen rund um die Phase der Geburt ganz besonders zudringlich und störend sind.

Unsere Überlegungen müssen auf den Kontext des 21. Jahrhunderts abgestimmt werden. Wir leben in einer Zeit, in der die Menschheit radikal neue Überlebensstrategien entwickeln muss. Heute sind wir im Begriff, die Grenzen der traditionellen Strategien zu erkennen. Es gilt, neue Fragen zu stellen – zum Beispiel: »Wie entwickeln wir diese Form der Liebe, die Respekt für Mutter Erde darstellt?« Um der Zerstörung des Planeten Einhalt zu gebieten, brauchen wir einen besseren Zusammenhalt im planetaren Dorf. Wir brauchen die Liebe mehr als je zuvor. Alle Glaubensvorstellungen und Rituale, die sich gegen den Schutz- und Aggressionsinstinkt der Mütter richten, büßen ihren evolutionären Vorteil ein.

Die Epoche des gefahrlosen Kaiserschnitts ist zuallererst das Zeitalter der wissenschaftlichen Erforschung der Liebe. Welche Prioritäten künftig gelten, liegt auf der Hand.

8 Langfristiges Denken

Menschen sind für langfristiges Denken nicht programmiert. Millionen Jahre lang ernährten sich unsere Vorfahren in den Tropen von der Nahrung, die sie täglich in ihrer Umgebung fanden, sei es dass sie Schalentiere und kleine Fische im flachen Wasser sammelten, Pflanzen und Früchte verzehrten oder Aas und Beutetiere ergatterten. Nachdem sich Landwirtschaft und Viehzucht entwickelt hatten, mussten die Menschen den Blick verstärkt in die Zukunft richten. So sahen sie sich gezwungen, wenigstens den Wechsel der Jahreszeiten in Betracht zu ziehen. Heute stehen uns derart machtvolle Techniken zur Verfügung, dass wir plötzlich lernen müssen, über Jahrzehnte und Jahrhunderte vorauszudenken. Das gilt für zahlreiche Gebiete des menschlichen Handelns. Und ganz besonders für die Geburtshilfe.

Ein Werkzeug zur Neuprogrammierung

Die menschliche Natur zu transzendieren ist nicht leicht. Wer beruflich mit Geburtshilfe zu tun hat, sieht oftmals nicht über die Zeit um Geburt und Entbindung hinaus. Vor der Industrialisierung der Geburt bestand weder Anlass noch Anreiz für die Frage, ob die Art und Weise, wie wir zur Welt kommen, womöglich lebenslange Konsequenzen hat, weil die meisten Menschen nach dem spontanen Einsetzen der Wehen vaginal geboren wurden und weil Mutter und Kind aus eigener Kraft mit der Situation zurechtkommen mussten. Heute gibt es viele Varianten einer »Geburt von unten« und verschiedene Möglichkeiten einer »Geburt von oben«. Und die Fachleute im Gesundheitswesen müssen sich klarmachen, dass ein neugeborenes Kind eine Lebenserwartung von 80 Jahren hat.

Um uns auf langfristiges Denken einzustimmen, können wir auf die Datenbank des Primal Health Research Centre zurückgreifen (www.birthworks.org/primalhealth). Diese Datenbank enthält mehrere hundert Quellenangaben und Zusammenfassungen von Studien, die in maßgebenden medizinischen oder naturwissenschaftlichen Fachzeitschriften erschienen sind. Sie alle handeln von Zusammenhängen zwischen den Ereignissen während der »primären Periode«, dem weiteren Leben eines Menschen und den späteren Folgeerscheinungen für Gesundheit und Verhalten. (Die primäre Periode umfasst das Fötalstadium, den Zeitraum der Geburt und das erste Lebensjahr.) Solche Untersuchungen aufzuspüren ist nicht leicht, weil sie sich den gängigen Klassifikationen entziehen.

Das war auch der Hauptgrund für die Schaffung dieser Datenbank.

Bei der Durchsicht der Bestände zeigt sich bald, dass es in allen Feldern der Medizin Untersuchungen gibt, die Zusammenhänge zwischen Krankheiten Erwachsener und Komplikationen während der Schwangerschaft ihrer Mütter aufdecken. Man kann aus diesen Studien sogar den Schluss ziehen, dass unsere Gesundheit weitgehend im Mutterleib geprägt wird.[1] Wenn wir zum Beispiel lesen, dass ein Mann weitgehend vor Prostatakrebs geschützt ist, wenn seine Mutter an EPH-Gestose (Schwangerschaftsvergiftung) litt, oder wenn wir erfahren, dass eine Keuchhustenepidemie während der Schwangerschaft beim Kind zu einem erhöhten Parkinson-Risiko führt, dann üben wir uns im langfristigen Denken.

Durch Kaiserschnitt geboren

Merkwürdigerweise führt uns das Stichwort »Kaiserschnitt« in unserer Datenbank nur zu wenigen Einträgen. Die aussagekräftigsten Erhebungen, auf die wir stoßen, bringen die Schnittentbindung mit dem Risiko, als Kind oder Erwachsener *an Asthma zu erkranken,* in Verbindung.

Finnische Forscher haben sich mit der Wahrscheinlichkeit befasst, an Asthma oder Allergien zu erkranken; als Grundlage dienten Erhebungen unter 31-Jährigen, die 1966 geboren waren. Es zeigte sich, dass die durch Kaiserschnitt Entbundenen ein 3,23-mal so hohes Risiko trugen, Asthma zu bekommen, wie die auf vaginalem Weg Geborenen.[2] Andererseits war das Risiko, an Allergien wie Heuschnupfen oder Ekzemen zu erkranken, oder das Risiko der Allergieanfälligkeit, die sich durch Hauttests ermitteln lässt, nicht erhöht. Dasselbe Team untersuchte das Asthmarisiko bei Siebenjährigen.[3] Es stellte sich heraus, dass Geburtskomplikationen allgemein und insbesondere der Kaiserschnitt Risikofaktoren darstellten. Eine weitere finnische Forschergruppe stellte die Daten des staatlichen Geburtenregisters aus dem Jahr 1987 in Beziehung zu Erhebungen mehrerer Gesundheitsregister, um Informationen über Asthma zu erhalten. Diese Studie, die knapp 60 000 Kinder erfasste, bestätigte, dass das Asthmarisiko während der Kindheit bei durch Kaiserschnitt Geborenen erhöht war.[4] Eine dänische Studie ergab überdies, dass die Schnittentbindung einen Risikofaktor für Asthma, nicht aber für Heuschnupfen darstellt;[5] und auch eine britische Untersuchung bestätigte, dass der Kaiserschnitt kein erhöhtes allgemeines Allergierisiko nach sich zieht.[6]

Beim Versuch, diese Ergebnisse zu interpretieren, rückt unwillkürlich die gut dokumentierte Tatsache ins Blickfeld, dass Atmungsprobleme beim Neugeborenen nach einem geplanten Kaiserschnitt *ohne* Wehen deutlich häufiger auftreten als nach einer vaginalen Geburt oder einem Kaiserschnitt *während* der Wehen. Leider wurde bei keiner der Studien in unserer Datenbank der Kaiserschnitt während der Wehen mit dem Eingriff vor den Wehen verglichen. Heute scheint nachgewiesen, dass der Fötus an der Auslösung der Geburt beteiligt ist. Wahrscheinlich geschieht das durch eine in das Fruchtwasser abgesonderte Substanz, die signalisiert, dass seine Lungen reif sind. Überdies hat es den Anschein, dass die durch Mutter und Kind während der Geburt ausgeschütteten Hormone die Reifung der Lungen abschließen.[7] Deshalb ist davon auszugehen, dass Babys, die durch einen geplanten Kaiserschnitt vor dem Einsetzen der Wehen zur Welt kommen, nicht nur unmittelbar nach der Geburt, sondern auch im späteren Leben häufiger mit Atemproblemen zu tun haben.[8] Bemerkenswert ist auch die Tatsache, dass die Geburt durch Kaiserschnitt einen Risikofaktor für Asthma als Atmungserkrankung, nicht aber als Allergie darstellt.

Zwar ist die Schnittentbindung kein signifikanter Risikofaktor für Allergieerkrankungen im engeren Sinne (Heufieber, Rhinitis allergica und Ekzeme), sie könnte aber die Anfälligkeit für Lebensmittelallergien erhöhen. Eine norwegische Studie hat nachgewiesen, dass durch Kaiserschnitt geborene Kinder allergischer Mütter häufig gegen Eier, Fisch und Nüsse allergisch sind.[9]

Gegenwärtig werden Jahr für Jahr etwa eine Million Amerikaner und mehrere Millionen Chinesen durch einen operativen Eingriff entbunden, man kann sich also nur wundern, dass das Stichwort »Kaiserschnitt« verglichen mit anderen Begriffen nicht zu einer größeren Zahl von Einträgen in unserer Datenbank führt. Der erste und offensichtliche Grund ist, dass die Erforschung der Primärgesundheit ein neuer Wissenschaftszweig ist, der Schwierigkeiten hat, sich zu etablieren: Wissenschaftler sind auch nur Menschen, die genetisch nicht auf langfristiges Denken programmiert sind. Bemerkenswert ist, dass sämtliche Studien zur Beziehung zwischen Kaiserschnitt und Asthma erst zu Beginn des 21. Jahrhunderts erschienen. Ein weiterer Grund ist, dass die meisten Forschungsprotokolle, die Risikofaktoren aus der Zeit rund um die Geburt untersuchen, mit den wenig präzisen Begriffen »Geburtskomplikationen« oder »optimale Geburt« (Bewertungen, die angeben, wie die Geburt im Vergleich zu einer als optimal betrachteten Entbindung ablief) arbeiten. Die Ergebnisse aus dieser Gruppe von Untersuchungen lassen darauf schließen, dass die Umstände unserer Geburt lebenslange Folgen haben. Sie bereiten einer neuen Generation von Studien den Weg, die einige der zentralen Fragestellungen aufgreifen werden, die von der Primärgesundheitsforschung aufgeworfen wurden.

Angesichts der heutigen Situation der Geburtshilfe brauchen wir Antworten auf drängende Fragen wie: »Welche Langzeitfolgen hat eine Geburt nach medikamentöser Weheneinleitung?« oder »Welche Langzeitfolgen hat eine Schnittentbindung ohne vorherige Wehen?« Anscheinend haben

Forscher noch nicht erkannt, dass heute bereits ein großer Teil der Menschheit durch Kaiserschnitt ohne Wehen zur Welt kommt. Die medizinische Literatur kann die Neugier jener, die langfristig denken, noch nicht befriedigen. Zum Beispiel bin ich zufällig auf eine Untersuchung über Kinder gestoßen, deren Mütter drei Monate nach der Geburt unter Depressionen litten; mit elf Jahren zeigten diese Kinder häufiger Gewaltbereitschaft, waren in der Schule in Schlägereien verwickelt und setzten im Kampf auch Waffen ein. Als Erstes drängte sich mir die Frage auf, ob Frauen nach dem Kaiserschnitt häufiger unter Wochenbettdepressionen leiden. Es erwies sich aber als schwierig, mehr als nur eine Hand voll Studien aufzustöbern, die bewiesen, dass Mütter nach einem Notkaiserschnitt anfälliger für Depressionen sind (einer australischen Studie zufolge liegt das Risiko siebenmal höher).[10] Und es war mir – bis heute – unmöglich, eine Untersuchung aufzutreiben, die sich mit den Risiken eines geplanten Kaiserschnitts vor dem Einsetzen der Wehen befasst.

Beeinträchtigte Liebesfähigkeit

Unterdessen müssen wir uns mit den Ergebnissen der Studien behelfen, die bereits erschienen sind. Die Befunde unserer Datenbank zeigen, dass bei Menschen, die eine *beeinträchtigte Liebesfähigkeit* zeigen – sei es *in der Liebe zu sich selbst oder in der Liebe zu anderen* –, stets Risikofaktoren bei der Geburt nachzuweisen sind. »Beeinträchtigte Liebesfähigkeit« eignet sich als Oberbegriff, der die Verbindung zwischen all diesen Leiden unterstreicht. Dazu zählt auch selbstzerstörerisches Verhalten. Aus diesem Grund betrachte ich die Erforschung der Primärgesundheit als Disziplin, die an der wissenschaftlichen Fundierung der Liebe Anteil hat. Wenn Forscher im Zeitraum rund um die Geburt Risikofaktoren feststellen, geht es in der Regel um ein Leiden, das als beeinträchtigte Liebesfähigkeit aufgefasst werden kann, oder um ein klar umrissenes medizinisches Problem wie Asthma.

Zu den typischen Beispielen der Leiden, die ich einer beeinträchtigten Liebesfähigkeit zuordne, gehören: Gewaltkriminalität unter Jugendlichen, Selbstmord, Drogenabhängigkeit, Anorexia nervosa und Autismus. All diese Phänomene wurden aus der Perspektive der Primärgesundheitsforschung untersucht.

Autismus kann als Beispiel für die bereits geleisteten Forschungsanstrengungen dienen und überdies demonstrieren, wie notwendig weitere Arbeiten auf diesem Gebiet sind. Zweifellos kann Autismus als Ausdruck beeinträchtigter Liebesfähigkeit gedeutet werden. Mein Interesse an dem Problem wurde 1982 geweckt, als ich Niko Tinbergen begegnete, einem der Begründer der vergleichenden Verhaltensforschung, der 1973 zusammen mit Konrad Lorenz und Karl von Frisch den Nobelpreis erhalten hat. Als Feld-Verhaltensforscher, der durch die Beobachtung von Tieren Erfahrungen gesammelt hatte, beschäftigte sich Tinbergen insbesondere mit dem nonverbalen Verhalten von autistischen Kindern, die er in ihrer häuslichen Umgebung beobachtet hatte. Dabei lieferte er nicht nur detaillierte Schilderungen seiner Beobachtungen, sondern listete auch Faktoren auf, die eine Disposition für Autismus begründen oder die Symptome verstärken.[11]

Diese Faktoren sah er im Zeitraum rund um die Geburt gegeben: Weheneinleitung, Zangengeburt, Entbindung unter Vollnarkose und Wiederbelebung nach der Geburt. Interessanterweise berücksichtigte dieser Wissenschaftspionier auch die Frage der »Weheneinleitung«. Als ich ihn kennen lernte, beschäftigte er sich mit der möglichen Beziehung zwischen der Vermeidung von Blickkontakt bei autistischen Kindern und dem fehlenden Blickkontakt zwischen Mutter und Baby während der Geburt. Die Untersuchungen von Tinbergen und seiner Frau stellen den ersten Versuch dar, Autismus aus der Perspektive der Primärgesundheitsforschung zu betrachten.

Die Begegnung mit Niko Tinbergen hat auch dazu geführt, dass ich im Juni 1991 mit ganz besonderer Aufmerksamkeit einen Bericht von Ryoko Hattori las, einer Psychiaterin aus dem japanischen Kumamoto.[12] Sie stellte einen Zusammenhang zwischen dem Risiko, autistisch zu werden, und dem Geburtsort her. Hattori hatte festgestellt, dass unter den Kindern, die in einem bestimmten Krankenhaus zur Welt kamen, deutlich mehr Autisten waren als im Bevölkerungsdurchschnitt. In diesem Krankenhaus war es Routine, die Wehen eine Woche vor dem errechneten Geburtstermin einzuleiten und zudem während der Wehen eine komplexe Mixtur aus Beruhigungs-, Narkose- und Schmerzmitteln zu verabreichen. Diese Studie konnte die Folgen der Weheneinleitung allerdings nicht von den Folgeerscheinungen der während der Geburt gegebenen Medikamente trennen.

Die umfangreichste Untersuchung, die je zu den perinatalen Risikofaktoren für Autismus erschien, stammt vom Juli 2002.[13] Die Forscher hatten die Daten des amtlichen schwedischen Geburtenregisters zur Verfügung und berücksichtigten alle Kinder, die in einem Zeitraum von 20 Jahren (1974-1993) geboren wurden. Überdies lagen ihnen Daten zu 408 Kindern (321 Jungen und 87 Mädchen) vor, die nach ihrer Entlassung aus dem Krankenhaus zwischen 1987 und 1994 als autistisch eingestuft wurden (Diagnose aufgrund strenger Kriterien). Jedem Fall wurde eine fünfköpfige Kontrollgruppe gegenübergestellt, sodass insgesamt 2 040 Kleinkinder einbezogen wurden. Das Autismus-Risiko war signifikant erhöht bei: Kaiserschnittgeburten, einer Bewertung im Apgar-Index (Punktesystem zur Vitalitätsbeurteilung des Neugeborenen anhand bestimmter Befunde: Atmung, Puls, Grundtonus der Muskulatur, Aussehen, Reflexe) unter 7 nach 5 Minuten (mit anderen Worten: dem Baby geht es nach der Geburt nicht gut),

Müttern, die nicht aus Europa oder Nordamerika stammten, Blutungen während der Schwangerschaft, täglichem Nikotin-Genuss während der Frühschwangerschaft, im Verhältnis zur Schwangerschaftswoche zu kleinen Fötus und kongenitalen Missbildungen. Leider konnten die Verfasser keine Unterscheidung zwischen geplantem Kaiserschnitt und einem Notfalleingriff während der Wehen treffen. Auch die Variable der Weheneinleitung konnte nicht berücksichtigt werden, weil sie erst seit 1991 im amtlichen Geburtenregister erfasst wird.

Andere Studien (erheblich kleineren Umfangs) haben die Rate der Geburtskomplikationen bei autistischen Kindern durch unterschiedliche Punktesysteme bewertet, die sich an einem Optimalzustand orientieren. Auch aus diesen Untersuchungen geht hervor, dass Kinder, die an Störungen des autistischen Spektrums leiden, in höherem Maß von Geburtskomplikationen betroffen waren. Gibt es hier eine ursächliche Beziehung? Wieder erscheint die medikamentöse Einleitung der Wehen nicht in den Protokollen und den Ergebnissen dieser Untersuchungen, und der geplante Kaiserschnitt ist nicht vom Notfalleingriff während der Wehen zu unterscheiden.[14, 15, 16, 17] Zu denken geben die Resultate einer Studie, die ermittelte, dass die autistischen Symptome mit einem ungewöhnlich raschen Gehirnwachstum nach der Geburt einhergehen. Vor allem im ersten Lebensjahr kommt es hier zu einem plötzlichen überdurchschnittlichen Anwachsen des Hirnvolumens.[18] Dabei ist zu beachten, dass während der perinatalen Periode Weichen für die Hirnentwicklung gestellt werden. Interessant sind auch die Ergebnisse von Studien, die bei Kindern mit autistischen Störungen Veränderungen des Oxytozinsystems feststellten – das heißt in der Art und Weise, wie sie ihre »Hormone der Liebe« produzieren.[19] Unter diesem Gesichtspunkt kann die Zeit rund um die Geburt auch als Phase der Reorganisation gedeutet werden, die für die weitere Entwicklung von großer Bedeutung ist.

Untersuchungen, die sich mit den Langzeitfolgen der Geburtsumstände befassen, werden in der Regel von der Ärzteschaft und den Medien mit Nichtachtung gestraft, obwohl sie in angesehenen Fachzeitschriften erscheinen und höchst spezifische Leiden thematisieren. Viele der Studien wurden nicht wieder aufgegriffen, nicht einmal von ihren Urhebern, und nach ihrem Erscheinen werden sie selten zitiert.

Da ich die Verfasser mehrerer dieser Untersuchungen persönlich kenne, kann ich einige Anmerkungen zu diesem Zweig der Forschung machen. Ich bin zu dem Schluss gekommen, dass Forschung »politisch unkorrekt« sein kann. Die meisten Fachleute, die sich mit den Geburtsbedingungen befassen, stoßen auf extreme bürokratische Schwierigkeiten. Vielleicht rütteln sie ja an den Grundfesten unserer Gesellschaft, in der der Geburtsvorgang von jeher rituell gestört wurde. Möglich ist auch, dass nur wenige Menschen die Fähigkeit zu langfristigem Denken entwickelt haben und bereit sind, die Bedeutung dieses jungen Forschungsgebiets zu erkennen, das einen neuen Zweig der Epidemiologie darstellt (Epidemiologen untersuchen Krankheiten, gesundheitliche Verfassungen und Verhaltenweisen, die mit der Umwelt und der Lebensweise des Menschen zusammenhängen). Unlängst habe ich den Begriff der »Sackgassen-Epidemiologie« geprägt, als ich von diesen Studien berichtete[20] – im Unterschied zur so genannten »Kreisverkehr-Epidemiologie«, ein Schlagwort für die verbreitete und bedauerliche Tendenz, dieselben Untersuchungen unaufhörlich zu wiederholen, obwohl kein Zweifel an ihren Ergebnissen besteht.

Eine pessimistische Analyse könnte zu der Schlussfolgerung gelangen, dass politisch korrekte Forschung die Kreisverkehr-Epidemiologie zur Folge hat, während die politisch unkorrekte Forschung in die Sackgassen-Epidemiologie führt.

Ich bevorzuge eine optimistische Sichtweise und betone lieber, dass es möglich ist, aus der Sackgasse auszubrechen. Mit anderen Worten, die Grenzen des politisch Korrekten sind nicht unveränderlich. Sobald noch mehr Forscher ihre Fähigkeit zum langfristigen Denken entwickeln, werden wir uns einer »Durchbruchs-Epidemiologie« erfreuen können.

Bei der Durchsicht der Ergebnisse dieser neuen Forschungsgeneration werden mehrere Regeln offenkundig. Eine von ihnen besagt: »Warte bis zur Pubertät.« Aus Tierversuchen geht hervor, dass die Folgen früher Ereignisse – zum Beispiel Medikamente während der Wehen oder Gehirnverletzungen bei der Geburt – vor der Pubertät kaum feststellbar sind. Hier bietet sich der Vergleich mit Gesundheitsproblemen beim Menschen an (zum Beispiel Schizophrenie, Drogensucht, Anorexie und so weiter), die vor der Pubertät nicht erkannt werden können, obwohl die Risikofaktoren bereits im Fötalstadium oder in der perinatalen Periode vorhanden waren. Die Regel, bis zur Pubertät zu warten, rät zur Vorsicht bei der Interpretation von Untersuchungen, die einen kürzeren Zeitraum als 15 Jahre überblicken. Außerdem legt sie die Vermutung nahe, dass *ein neuer Zweig der Medizin, der sich auf Erkrankungen von Jugendlichen spezialisiert, eine Zukunft hat.*

Diese neue Forschungsgeneration, mit der wir rechnen, wird versuchen, Antworten auf die Fragen der Zukunft zu liefern. Einige dieser neuen Fragen werden von Beobachtungen und Experimenten an Säugetieren inspiriert sein, deren Lebensspanne erheblich kürzer ist als die unsere. Zum Beispiel werden heute 90 Prozent aller Englischen Bulldoggen durch geplanten Kaiserschnitt geboren. Überdies lässt die mangelnde Vitalität der Rüden dieser Rasse keine erfolgreiche Paarung zu, sodass man auf künstliche Befruchtung zurückgreift. Falls eine Verbindung zwischen beiden Fakten besteht, müssen wir wenigstens einige Fragen hinsichtlich der genitalen Sexualität einer menschlichen Bevölkerung aufwerfen, die durch geplanten Kaiserschnitt zur Welt kommt.

Eine weitere Lektion

Wenn man unsere Datenbank durchstöbert, um mehr über die langfristigen Folgen einer Geburt durch Kaiserschnitt zu erfahren, kann man noch etwas anderes dazulernen. Nicht zu übersehen ist eine Gruppe von Untersuchungen, die langfristige, möglicherweise schädliche Folgen verschiedener schwieriger vaginaler Geburten nachweist. Stichwörter wie »Zange«, »Saugglocke« »Kephalhämatom« oder »Wiederbelebung« weisen den Weg zu diesen Studien. Schließlich liefert eine Durchsicht unserer Datenbank neue Gründe, den Geburtsvorgang so wenig wie möglich zu stören, und damit auch neue Gründe für eine klarere Vorstellung von den Grundbedürfnissen Gebärender. Wir könnten auch den Schluss ziehen, dass eine der Hauptfunktionen des modernen, ungefährlichen Kaiserschnitts darin bestehen sollte, Werkzeuge wie die Zange überflüssig zu machen, die überdies noch am Gewebe der Mutter schwere Schäden anrichten können. Bewegen wir uns auf eine *vereinfachte Grundstrategie der zwei Optionen* zu: *entweder* eine komplikationsfreie vaginale Geburt *oder* ein Kaiserschnitt während der Wehen, wenn möglich bevor der Notfall eintritt?

9 Eine nie dagewesene kulturelle Vielfalt?

Rücksicht auf die Zivilisation

Eine schwangere Frau ist in erster Linie um die Gesundheit und das Wohlergehen ihres Babys besorgt. Nach der Geburt wird das Verhalten einer Mutter stärker denn je von ihren »egoistischen Genen« gesteuert. Für sie ist nichts wichtiger, als ihr Kind zu schützen und seine Bedürfnisse zu befriedigen. Schwangere Frauen und junge Mütter sind folglich *nicht in der Lage, in ihrem Denken die Entwicklung der Zivilisation zu berücksichtigen.*

Ärzte stehen seit langem unter dem Einfluss der ethischen Prinzipien des Hippokrates. Die traditionelle hippokratische Medizin zieht nur den Standpunkt des einzelnen Patienten in Betracht. Von der gesellschaftlichen Verantwortung des Arztes ist im Eid des Hippokrates nicht die Rede. Die Hebamme steht von jeher in intimer Verbindung und Kommunikation mit der Gebärenden und macht deren Prioritäten zu ihren eigenen. Das heißt, Ärzte und Hebammen *sind ebenfalls nicht in der Lage, in ihrem Denken die Entwicklung der Zivilisation zu berücksichtigen.*

Die Erweiterung unseres Horizonts

Trotz solch tief verwurzelter Hemmnisse müssen wir alle unbedingt unseren Horizont erweitern. Die Perspektiven, die sich uns durch die Erforschung der Primärgesundheit eröffnen, sowie eine statistische Sprache lassen uns bis zu einem gewissen Grad über Einzelpersonen und besondere Fälle hinwegsehen. So wurden Begriffe wie »Tendenz«, »Risikofaktoren« und »statistische Signifikanz« eingeführt. Um die Kluft zwischen Menschen und anderen Säugetieren zu verdeutlichen und die richtigen Fragen zu stellen, schlage ich vor, zunächst zusammenzufassen, was wir über die Auswirkungen des Kaiserschnitts auf Säugetiere allgemein wissen.

Ein Kaiserschnitt setzt eine Vollnarkose oder eine örtliche Betäubung voraus. Schon allein durch die Anästhesie kann das mütterliche Verhalten dramatisch beeinträchtigt werden. Vor knapp hundert Jahren führte Eugène Marais in Südafrika Experimente durch, um zu überprüfen, ob zwischen dem Geburtsschmerz und der Mutterliebe ein Zusammenhang besteht.[1] Er beobachtete dazu eine Herde von 60 halbwilden Antilopen, von denen er wusste, dass in den vergangenen 15 Jahren kein einziges Muttertier sein Junges zurückgewiesen hatte. Nun verabreichte er den Kühen etwas Chloroform und Äther, während sie ihre Kälber bekamen, und stellte fest, dass die Mütter sich anschließend weigerten, ihre Neugeborenen anzunehmen. In den 80er-Jahren untersuchten Krehbiel und Poindron die Auswirkungen einer Periduralanästhesie auf Mutterschafe.[2] Die Ergebnisse dieser Studie lassen sich wie folgt zusammenfassen: Wenn ein Schaf unter Periduralanästhesie lammt, kümmert es sich nicht um sein Junges.

Heute ist der Kaiserschnitt in der Veterinärmedizin, vor allem bei Hunden, gang und gäbe. Das ist möglich, so lange Menschen in die Bresche springen, wenn die Hündin ihren Mutterpflichten nicht nachkommt, beim Säugen helfen und, wenn nötig, die im Handel erhältliche Ersatzmilch für Welpen beschaffen. Die Auswirkungen des Kaiserschnitts auf Primaten sind gut dokumentiert, weil mehrere Affenspezies als Labortiere gehalten werden – wie etwa Javaneraffen und Rhesusaffen.[3] Bei diesen Arten kümmern sich die Mütter nach einem Kaiserschnitt nicht um ihre Jungen; das Laborpersonal muss den Körper des Kleinen mit Vaginalsekreten benetzen, um bei der Mutter Interesse für ihr Neugeborenes zu wecken.

Wir müssen die Beispiele der Tierexperimente und die Beobachtungen von Tierärzten und Forschern, die mit Primaten arbeiten, nicht ausweiten, um davon zu überzeugen, dass ein Kaiserschnitt – oder auch nur die für die Operation notwendige Narkose – das mütterliche Verhalten von Säugetieren dramatisch beeinträchtigt.

In dieser Hinsicht stellen Menschen einen Sonderfall dar. Millionen von Frauen in aller Welt haben nach einem Kaiserschnitt, einer Geburt unter Periduralanästhesie oder einer Entbindung im »Dämmerschlaf« ihr Baby ganz normal versorgt.

Wir wissen, dass das Verhalten von Menschen komplexer und schwerer zu interpretieren ist als das Verhalten von anderen Säugetieren und auch von Primaten. Menschen haben ausgeklügelte Kommunikationsmethoden entwickelt. Sie verfügen über Sprache. Sie schaffen Kultur. Ihr Verhalten wird weniger unmittelbar durch ihr hormonelles Gleichgewicht und stärker durch ihr kulturelles Umfeld beeinflusst. Eine Frau, die weiß, dass sie ein Kind erwartet, kann sich auf mütterliches Verhalten einstellen. Das heißt nicht, dass wir von den anderen Säugetieren nichts lernen könnten. Die spektakulären, unmittelbaren Reaktionen von Tieren verweisen auf Fragen, die sich auch unserer eigenen Existenz stellen.

Wenn es um Menschen geht, müssen diese Fragen Begriffe wie »Zivilisation« oder »Kultur« enthalten. Wenn andere Säugetiere nach einem Kaiserschnitt ihre Babys nicht annehmen, gilt es mit Blick auf den Menschen zu überlegen: *Wie sieht die Zukunft einer Zivilisation aus, die durch Kaiserschnitt zur Welt kommt?*

Auf dem Weg zu unterschiedlichen »Geburts«-Kulturen?

Aus nahe liegenden Gründen können wir keine präzisen Antworten auf eine solche Frage liefern. Der gefahrlose Kaiserschnitt als Konsumgut ist in der Menschheitsgeschichte noch ein sehr neues Phänomen. Dafür gibt es kein kulturelles Vorbild. Gleichwohl können wir anhand spezialisierter Datenbanken die Hauptmerkmale verschiedener Kulturen im Hinblick auf die unterschiedlichen Geburtsgebräuche untersuchen. Bemerkenswert ist, dass Gesellschaften, in denen es wichtig scheint, Aggressionen zu entwickeln und Leben zu zerstören, durch rituelle und kulturelle Glaubensvorstellung besonders störend in die Zeit um die Geburt eingreifen. Diese Daten kann man in Verbindung zu den Ergebnissen der Primärgesundheitsforschung setzen, die den Ursachen verschiedener Ausprägungen von beeinträchtigter Liebesfähigkeit auf den Grund gehen; man kann sie überdies mit den Daten aus anderen Disziplinen verknüpfen, die an der wissenschaftlichen Erforschung der Liebe beteiligt sind. Heute lässt sich allmählich abschätzen, welche Auswirkungen der verbreitete Einsatz des Kaiserschnitts auf die Evolution des kulturellen Klimas einer Gesellschaft haben könnte. Diese Auswirkungen dürften sich hauptsächlich in der Geselligkeit und in der Liebesfähigkeit anderen und sich selbst gegenüber zeigen. Selbstwertgefühl und Selbstbild sind gut dokumentierte Komponenten der Fähigkeit zur Selbstliebe.

Hinsichtlich der Kaiserschnittraten existieren von Land zu Land solche Unterschiede, dass wir schon in wenigen Jahrzehnten imstande sein dürften, die Tendenzen in der Evolution des jeweiligen kulturellen Klimas zu vergleichen. Wie wird sich die holländische Kultur der Vaginalgeburt im Vergleich zur Kaiserschnittkultur Brasiliens entwickeln? Wie wird die japanische Kultur im Unterschied zur taiwanesischen oder südkoreanischen Kultur aussehen? Unsere genetisch eingeschränkte Fähigkeit, langfristig zu denken, mag erklären, warum es nicht bereits ein Heer von Experten der Humanwissenschaften gibt, die solchen Fragen nachgehen und nach erkennbaren Tendenzen Ausschau halten.

Während wir darauf warten, dass in der Wissenschaftsgemeinde ein neues Bewusstsein Einzug hält, verfolgen wir noch einmal, was Jane English zu sagen hat, die 1942 durch Kaiserschnitt ohne Wehen zur Welt kam und die die Umstände ihrer Geburt gleichsam als Objektiv benutzt, durch das sie die Welt betrachtet. Obwohl selbst Wissenschaftlerin, die in theoretischer Physik promoviert hat, geht English nicht im Sinne einer »wissenschaftlichen Untersuchung« an ihr Thema heran. Nach gründlicher Selbsterforschung und Sammlung von Anekdotenmaterial wertet sie die Geburt durch Kaiserschnitt (vor allem ohne vorhergehende Wehen) als Ursprung einer neuartigen Geburtskultur. Daraus zieht sie unter anderem den Schluss, dass die Geburt durch Kaiserschnitt ohne Wehen eine andere Wahrnehmung von Raum und Zeit sowie andersartige persönliche Grenzen schafft.[4] English distanziert sich von der verbreiteten Tendenz, die Ursache-Wirkung-Beziehung nur in einer Richtung zu denken. Ja, sie geht so weit zu behaupten, dass die Geburt durch Kaiserschnitt nicht nur die Ursache bestimmter Persönlichkeitsmerkmale ist, sondern auch eine Folge derselben. Ihr ungewohnter Blickwinkel ruft Fragen hervor wie: »Warum liegt in Amsterdam die Kaiserschnittrate bei 10 Prozent, in São Paulo hingegen bei 80 Prozent?«

Reisende sind zweifelsohne schon auf die gewaltige kulturelle Kluft zwischen Amsterdam und São Paulo aufmerksam geworden. In den nächtlichen Straßen Amsterdams können wir uns gefahrlos bewegen. In São Paulo würde dieser Versuch an Selbstmord grenzen. Für weitergehende Schlussfolgerungen ist die Zeit noch nicht reif.

Der Begriff der Geburtskultur könnte Wesentliches zur Deutung neuerer Entwicklungen in einem bestimmten kulturellen Milieu beitragen. Betrachten wir zum Beispiel die Entstehung der Drogenkultur zu Beginn der 70er-Jahre in den Vereinigten Staaten. Bemerkenswert ist hier, dass diese Generation von Amerikanern in der Epoche der »Dämmerschlafentbindungen« zur Welt kam (Dämmerschlaf bedeutet, dass während der Wehen morphinhaltige Präparate in Verbindung mit anderen Medikamenten verabreicht wurden). Ein Zusammenhang zwischen beiden Fakten erscheint höchst plausibel, wenn man mehrere schwedische Untersuchungen hinzuzieht (von Bertil Jacobson und Karin Nyberg), auf die man in der Datenbank zur Primärgesundheitsforschung stößt. Diesen

Studien zufolge tragen die Kinder von Frauen, die während der Wehen bestimmte Schmerzmittel bekommen haben (insbesondere morphinartige Substanzen), ein höheres Risiko, drogenabhängig zu werden.

Betrachten wir als weiteres Beispiel die 10- bis 20-prozentigen Zuwachsraten bei *schönheitschirurgischen Eingriffen in Brasilien* während der vergangenen zehn Jahre. Brasilien steht heute in der weltweiten Statistik der Schönheitsoperationen an zweiter Stelle hinter den Vereinigten Staaten. Das veranlasste Mara Cristina Souza de Lucia, leitende Psychologin des Clinicas Hospital der Universität São Paulo, das Selbstbild von 346 normalgewichtigen Männern und Frauen zu untersuchen.[5] Ihr Forscherteam stellte fest, dass 50 Prozent der Befragten mit ihrem Körper unzufrieden waren und 67 Prozent der Frauen und 28 Prozent der Männer eine Schönheitsoperation wünschten. Lucia dazu: »Einige von ihnen pilgern von Arzt zu Arzt … aber mit ihrem Aussehen sind sie nie zufrieden.« Zeigt sich hierin die beeinträchtigte Fähigkeit, sich selbst zu lieben?

Heute gibt es zum ersten Mal in der Menschheitsgeschichte viele verschiedene Möglichkeiten, auf die Welt zu kommen. Allein beim Kaiserschnitt müssen wir den Eingriff vor den Wehen von der Schnittentbindung während der Wehen und von der Notoperation unterscheiden. Ferner gibt es bei der Vaginalentbindung die Unterscheidung zwischen Weheneinleitung und spontaner Geburt. Die vaginale Entbindung kann ohne Medikamente erfolgen, häufig wird aber auch auf unterschiedliche Weise die Periduralanästhesie mit der Zuführung von synthetischem Oxytozin kombiniert …

Ist die Menschheit also auf dem Weg zu einer noch nie dagewesenen Vielfalt an »Geburtskulturen«?

10 Das Reich der Mikroben

Zwei Tore zum Reich der Mikroben

Mit der Geburt betritt der Mensch auch das Reich der Mikroben. Wenn das Baby aus dem Mutterleib kommt, sind sein Verdauungstrakt und seine Schleimhäute noch völlig keimfrei. Ein paar Stunden später haben sich Milliarden von Keimen in seiner Nase, seinem Mund und seinem Darm angesiedelt. Die entscheidende Frage lautet: *Welchen Keimen gelingt es zuerst, den Körper des Neugeborenen zu erobern?*

Diese Frage ist deshalb so wichtig, weil für das Baby bestimmte Keime bereits vertraut sind, während andere fremd und potenziell gefährlich sind. Das hängt damit zusammen, dass die menschliche Plazenta äußerst rege die mütterlichen Antikörper, die so genannten IgG (Immunglobuline der Klasse G), an das Kind weiterleitet. Das Neugeborene verfügt also über dieselben Antikörper wie seine Mutter, und das heißt, dass die der Mutter vertrauten Mikroben auch dem zunächst noch keimfreien Kind bekannt sind. Beim Menschen ist die Übertragung der Antikörper von der 38. Schwangerschaftswoche an besonders intensiv.[1] Bemerkenswert ist, dass das hohe Niveau dieser Antikörper bei der Geburt (es liegt oft noch höher als das der Mutter) für den Menschen charakteristisch ist. Bei primitiven Primaten wie dem Totenkopfaffen ist dieses Niveau erheblich niedriger.[2]

Ein unter Bakteriologen gängiges Konzept liefert einen weiteren Grund, warum es so entscheidend ist, welche Keime als Erste den Körper des Babys besiedeln. Das so genannte »Wettrennen zur Oberfläche« bedeutet, dass die Gewinner des »Runs« auf das keimfreie Territorium wahrscheinlich auch zum Herrscher über dieses Territorium aufsteigen werden. Dieser Sachverhalt hat auch Folgen für die Praxis. Bei Epidemien auf Entbindungsstationen wurde festgestellt, dass der

Befall von Babys durch virulente Staphylokokken verhindert werden konnte, indem man frühzeitig eine Infektion (über Nase oder Nabelschnur) durch einen Staphylokokkenstamm herbeiführte, der für seine äußerst geringe Virulenz und seine große Empfindlichkeit gegen Penizillin bekannt war.[3]

Deshalb liegt vom bakteriologischen Standpunkt aus auf der Hand, dass ein Neugeborenes unbedingt den Kontakt zu einer einzigen Person braucht – nämlich zu seiner Mutter. Klar ist auch, dass *aus bakteriologischer Sicht ein fundamentaler Unterschied zwischen einer vaginalen Geburt und einem Kaiserschnitt besteht.* Der Mensch ist darauf programmiert, die Welt durch eine Öffnung zu betreten, die neben dem mütterlichen Anus liegt. Damit wird sozusagen garantiert, dass das Neugeborene – insbesondere sein Verdauungstrakt – sofort mit einer Vielfalt freundlicher Keime infiziert wird, deren Träger die Mutter ist. Das durch Kaiserschnitt entbundene Kind gelangt hingegen auf einem radikal anderen Weg ins Reich der Mikroben. Es wird in die sterile Welt eines Operationssaals hineingeboren. Als Erstes begegnet es Mikroorganismen, die sich in der Luft eines High-Tech-Krankenhauses befinden und die durch das OP-Team übertragen werden. Es ist weniger wahrscheinlich, dass es die Brust erreicht und in den Genuss der Vormilch kommt, die spezifische Antikörper (IgA, Immunglobuline der Klasse A) und andere antiinfektiöse Substanzen enthält. Aus all diesen Gründen unterscheidet sich die Darmflora eines durch Kaiserschnitt entbundenen Kindes von der eines unter physiologischen Bedingungen geborenen Babys. Eine verzögerte oder anomale Besiedlung des Verdauungstraktes eines Neugeborenen mit Keimen wurde als Erklärung für das erhöhte Risiko einer Lebensmittelallergie bei Kaiserschnittkindern herangezogen, deren Mütter Allergikerinnen waren.[4]

Die Bildung der menschlichen Darmflora in den Stunden nach der Geburt ist in vielerlei Hinsicht von entscheidender Bedeutung. Zunächst bedeutet eine gesunde Darmflora eine machtvolle Barriere gegen eine Vielzahl von bakteriellen Krankheitserregern. Ferner ist sie zur Bildung von Vitaminen und zum Abbau von Giftstoffen unerlässlich. Überdies hat sie wesentlichen Einfluss auf die Entwicklung und Ausreifung des Immunsystems. Die Frage nach den Grundlagen einer stabilen Gesundheit führt zwangsläufig zu der Frage, wie die Darmflora gebildet wird, sobald das Baby das Reich der Mikroben betritt. Man unterscheidet zahlreiche Arten von Lymphozyten, das sind T-Helferzellen, die im Immunsystem aktiv werden. Wer bei guter Gesundheit ist, weist eine gewisse Balance zwischen Lymphozyten des Typs Th1 und Th2 auf. Bei der Geburt herrscht die Immunreaktion des Typs Th2 vor. Eine gesunde Darmflora lenkt das Immunsystem rasch in die andere Richtung. Wenn diese Ablenkung nicht rechtzeitig erfolgt, erhöht sich anschließend theoretisch das Risiko für bestimmte Allergien. Bemerkenswert ist, dass der Kaiserschnitt als Risikofaktor für Asthma in Erscheinung tritt (siehe www.birthworks.org/primalhealth). Ferner ist anzumerken, dass die Verabreichung von BCG – ein Tuberkuloseimpfstoff – bei der Geburt das Risiko vermindert, während der Kindheit an Asthma zu erkranken.[5] Mit diesem Verfahren wird praktisch eine Bakterienfamilie injiziert, die in der Krankenhausumgebung fehlt und die das Immunsystem in Richtung Th1 lenkt. Dieses Verfahren könnte die Folgen der »Geburt von oben« – und ganz allgemein der Entbindung in einem hochtechnisierten Umfeld – kompensieren. Mit Tuberkulosevorbeugung hat das ganze jedoch nichts zu tun.

Die Erkenntnis, dass die Darmflora (die bis zu 2 Kilogramm wiegt) die menschliche Persönlichkeit wesentlich beeinflusst, hat sich noch nicht durchgesetzt. Heute versucht man vielfach, diese Mikroflora mit Hilfe probiotischer Produkte wie Joghurt, diversen Getränken und Nahrungsergänzungsmitteln zu beeinflussen.[6] Allerdings ist es unwahrscheinlich, dass die in probiotischen Produkten enthaltenen Stoffe auf Dauer eine gesunde Mikroflora schaffen können, die weitestgehend unmittelbar nach der Geburt gebildet und durch die Ernährung des Babys erheblich beeinflusst wird. Das führt zur nächsten Frage: Kann eine Frau nach dem Kaiserschnitt ohne weiteres stillen?

11 Das Reich der Düfte

Anekdoten

Auf einem Kongress für Psychosomatische Frauenheilkunde und Geburtshilfe sprach ich im Jahr 1977 über die verschiedenen Bedingungen, die es ermöglichen, dass ein Baby während der Stunde nach der Geburt die mütterliche Brust findet.[1] Im wissenschaftlichen Kontext der damaligen Zeit konnte ich nur auf persönliche Beobachtungen und Anekdoten verweisen. So war mir aufgefallen, dass Neugeborene nicht ohne weiteres die Brustwarze finden, wenn das Geburtszimmer unlängst gereinigt wurde und die aggressiven Gerüche noch nicht ganz verflogen waren. Überdies waren mir mehrere faszinierende Anekdoten über den hochempfindlichen Geruchssinn von Müttern kurz nach der Geburt zu Ohren gekommen.

Einmal war eine Frau in den Wehen felsenfest davon überzeugt, dass es im Geburtszimmer nach Zigarettenrauch rieche. Man erklärte ihr höflich, das sei ausgeschlossen. Später aber stellte sich heraus, dass am Tag zuvor ein Arbeiter ein paar Minuten in dem Raum zugebracht hatte, um eine Glühbirne auszuwechseln; er war Raucher. Solche Anekdoten führen zu der praktischen Überlegung, wie im Geburtszimmer ein günstiges olfaktorisches Klima geschaffen werden kann, und zu der Schlussfolgerung, dass »sämtliche intensiven Gerüche, wie sie für ein Krankenhaus typisch sind, ausgeschaltet und die Zahl der Anwesenden in dem Zimmer auf ein Mindestmaß reduziert werden sollte«. Damals vermutete ich bereits, dass »der Geruchssinn den Weg zur Brustwarze weist und möglicherweise dem Neugeborenen zu Beginn seines Lebens hilft, die Mutter zu erkennen«.

Aus vielerlei Gründen mutete mein Vortrag zu jener Zeit jedoch seltsam an. 1977 hatten weder Geburtshelfer noch Kinderärzte, weder Hebammen noch Krankenschwestern oder Laien davon gehört, dass ein Neugeborenes in der ersten Stunde nach der Geburt die Brustwarze findet. Noch nie hatten sie den Fall gehabt, dass ein Neugeborenes in einer quasi heiligen Atmosphäre in den Armen seiner überglücklichen Mutter verbleibt. Stets war es gang und gäbe gewesen, sich um das Baby »zu kümmern«, bevor man es der Mutter zeigte. Damals befanden wir uns noch unter dem Einfluss der lang gehegten Meinung, dass Gerüche auf das menschliche Verhalten kaum Einfluss nehmen. Wir standen im Bann all der kulturübergreifenden Rituale und Glaubensvorstellungen, die darauf hinausliefen, Mutter und Kind unmittelbar nach der Geburt zu trennen.

Im wissenschaftlichen Kontext der Gegenwart

Im wissenschaftlichen Kontext der Gegenwart können wir leicht erklären, dass ein Mensch mit der Geburt das Reich der Düfte betritt. In dem Augenblick, in dem ein Baby an die Luft gelangt und zu atmen beginnt, kommen die Schleimhäute seiner Nase zum ersten Mal mit flüchtigen Verbindungen in

Kontakt. Vor der Geburt sind die sensiblen Rezeptoren der Nase bereits durch eine Vielzahl von Substanzen angeregt worden, die im Fruchtwasser und im Blut gelöst sind. Aber das war noch kein Riechen im eigentlichen Sinn. Der Geruchssinn bezieht sich auf durch die Luft übertragene chemische Verbindungen.

Die Pfropfen in der Nase des Fötus lösen sich gegen Mitte der Schwangerschaft auf. Damit beginnt die rasante Entwicklung des künftigen Geruchssinns, der zu den ursprünglichsten Sinnesfunktionen zählt.

Deutliche Reaktionen auf starke Geruchsstoffe wurden z. B. bei Frühchen nachgewiesen, die mehr als zwei Monate vor dem errechneten Geburtstermin zur Welt kamen.[2] Der Aufbau des olfaktorischen Systems wird mittlerweile gründlich erforscht.

In jüngster Zeit hat man festgestellt, dass immerhin ein bis zwei Prozent unserer Gene ausschließlich der Produktion einer Vielzahl von spezifischen Rezeptoren dienen, die Duftmoleküle binden.[3] Durch sie werden der Geruchssinn und die endokrinen Drüsen aktiviert. Überdies hat sich gezeigt, dass offenbar ein enger Zusammenhang zwischen dem olfaktorischen System (dem Geruchssinn) und der Freisetzung des Liebeshormons Oxytozin besteht.[4] Außerdem steht das olfaktorische System in enger Beziehung zu einem Hirnzentrum, das für die Freisetzung von Noradrenalin, einem dem Adrenalin verwandten Hormon, verantwortlich ist. Dieses Hormon erleichtert das olfaktorische Lernen.[5, 6] Wenn wir uns in Erinnerung rufen, dass in der ersten Stunde nach der Geburt der Noradrenalingehalt im Blut des Kindes 20- bis 30-mal so hoch ist wie im späteren Leben, dann begreifen wir, dass ein Neugeborenes physiologisch darauf vorbereitet ist, seine Mutter anhand von Geruchsmerkmalen zu erkennen.

Diese theoretischen Überlegungen lassen erkennen, dass der Einfluss des Geruchssinns auf das menschliche Verhalten traditionell außer Acht gelassen wurde, und zwar insbesondere was den Zeitraum rund um die Geburt angeht.

In jüngster Zeit ist eine explosionsartige Zunahme experimenteller Studien zu verzeichnen, die erhärten, dass Neugeborene in der Lage sind, Unterscheidungen anhand des Geruchssinns zu treffen. Diese Untersuchungen verweisen u. a. auch darauf, dass *natürlich auftretende Gerüche* eine wichtige Rolle für das Verhalten des Babys spielen. Neuere Forschungsergebnisse zeigen zudem, dass sich Neugeborene besonders für die Düfte des Fruchtwassers interessieren.[7, 8, 9, 10] Die Mutter, deren Geruchssinn rund um die Geburt besonders empfindlich ist, reagiert ebenfalls sensibel auf den Geruch des Fruchtwassers. So habe ich Mütter, die unmittelbar nach der Geburt noch »auf einem anderen Planeten« weilten und ihrem Baby in die Augen schauten, oft sagen hören: »Wie gut das riecht!« Weitere Untersuchungen belegen das Interesse der Babys am Geruch der Brustwarze[11] und der Achselhöhle[12] ihrer Mutter.

Wenn natürlich auftretende Düfte die Interaktion zwischen der Mutter und dem neugeborenen Kind spürbar beeinflussen, müssen wir einräumen, dass ein grundlegender und nicht zu leugnender Unterschied zwischen der »Geburt von oben« in einem sterilen Operationssaal und einer Geburt ohne Medikamente in einer weniger klinisch reinen Umgebung besteht. Aus verschiedenen Gründen stellt sich auch die Frage, ob eine Mutter nach einem Kaiserschnitt ohne weiteres stillen kann. Zahlreiche weitere, zum Teil ungewohnte Fragen drängen sich auf. Als Franzose gibt mir beispielsweise zu denken, wie die Zukunft der Gastronomie in einer vom Kaiserschnitt geprägten Kultur aussieht.

12 Stillen nach dem Kaiserschnitt

Frauen sind darauf programmiert, infolge einer Hormonausschüttung zu gebären. Dieselben Hormone lösen auch den Milchfluss aus. Der enge Zusammenhang zwischen dem Geburtsvorgang und der Milchbildung wirft unweigerlich eine Reihe von Fragen zum Thema Stillen nach dem Kaiserschnitt auf.

Der Milchfluss beginnt vor der Geburt

Es gibt zahlreiche Beispiele für den offensichtlichen Zusammenhang zwischen der Physiologie der Geburt und der Physiologie der Milchbildung.

Bei allen Säugetieren, so auch beim Menschen, werden die Wehenschmerzen durch Ausschüttung von morphinartigen Substanzen, den so genannten Endorphinen, gemildert.[1, 2] Untersuchungen haben ergeben, dass diese Endorphine die Bildung von Prolaktin anregen, ein Schlüsselhormon, das die Milchbildung in Gang setzt.[3] Deshalb können wir heute von einer Verkettung von Ereignissen ausgehen, die mit den physiologischen Wehenschmerzen beginnt und zur Freisetzung eines Hormons führt, das für den Milchfluss unverzichtbar ist.

Dasselbe Hormon – Oxytozin – ist für die Kontraktionen der Gebärmutter während der Wehen erforderlich, ebenso wie für die Kontraktion der Brustzellen beim Milchflussreflex, wenn das Baby saugt. Fraglich ist aber, ob die Oxytozinausschüttung bei Frauen, die nicht in die Wehen kommen, ebenso viel bewirkt wie nach einer Geburt unter physiologischen Bedingungen. Eine schwedische Studie liefert die Antwort auf diese Frage, indem sie die Tatsache einbezieht, dass Oxytozin durch Pulsieren in hoher Frequenz freigesetzt werden muss, um Wirkung zu zeigen. Die Forscher stellten fest, dass bei Frauen, die zwei Tage nach einer vaginalen Geburt ihr Kind stillen, die Oxytozinausschüttung stark pulsierend, also wirkungsvoller erfolgt als bei Müttern nach einem Notfallkaiserschnitt.[4] Überdies ergab die Untersuchung, dass ein Zusammenhang zwischen der Weise der Oxytozinfreisetzung zwei Tage nach der Geburt und dem Zeitraum besteht, in dem das Kind ausschließlich gestillt wird. Mit anderen Worten, die Stilldauer hängt offenbar von der Art und Weise ab, wie ein Kind zur Welt kommt. Das schwedische Team fand außerdem heraus, dass bei durch Kaiserschnitt entbundenen Frauen 20-30 Minuten nach Beginn des Stillens kein deutlicher Anstieg des Prolaktinniveaus zu erkennen war.

Auch die Ergebnisse einer italienischen Studie sollen nicht unerwähnt bleiben; sie ergab, dass der Endorphingehalt der Milch in den ersten Tagen nach einer vaginalen Geburt erheblich höher ist als nach einem Kaiserschnitt.[5] Viel spricht dafür, dass diese morphinartigen Substanzen unter anderem eine Art Sucht nach der Muttermilch auslösen. Und man darf damit rechnen, dass Neugeborene, die sozusagen nach der Brust süchtig sind, länger und problemloser zu stillen sind als andere.

Im Allgemeinen ist leicht nachvollziehbar, dass, sobald das Neugeborene die Brust gefunden hat,[6] das Verhalten von Mutter und Kind durch zahlreiche Hormone gelenkt wird, die während der Wehen und der Geburt freigesetzt wurden.[7] Diese verschiedenen Hormone, die Mutter und Baby während der Geburt ausschütten, sind in den Stunden danach noch vorhanden und wirksam, und sie alle haben besonderen Einfluss auf die Interaktion zwischen Mutter und Kind und damit auch auf die Milchbildung. Eine Fülle an Daten belegt, dass ein durch Kaiserschnitt entbundenes Kind (und zwar vor allem ohne vorheriges Einsetzen der Wehen) sich physiologisch grundsätzlich von einem vaginal geborenen Säugling unterscheidet. Lunge und Herz arbeiten anders.[8] Das Glukoseniveau ist meist niedriger.[9] Häufig haben Babys nach geplantem Kaiserschnitt in den ersten 90 Minuten nach der Geburt eine niedrigere Körpertemperatur als auf vaginalem Weg oder durch Kaiserschnitt während der Wehen geborene Kinder.[10]

Länder im Vergleich

Diese theoretischen Erwägungen legen die Vermutung nahe, dass die Schnittentbindung, und insbesondere der geplante Kaiserschnitt, das Stillen eher erschweren und verkürzen dürfte. Dies wird durch zahllose Anekdoten und mündliche Berichte bestätigt. Aber darauf können wir uns nicht berufen. Durch wohlausgewählte Erzählungen lässt sich nahezu jede These stützen. Es gibt Frauen, die nach einem geplanten Kaiserschnitt ohne die geringsten Schwierigkeiten jahrelang stillen, während andere nach einer vaginalen Geburt ohne Medikation beim Stillen größere Komplikationen erleben. Andererseits sind statistische Erhebungen schwer zu interpretieren, weil keine Vergleichsgruppen herangezogen werden können. Das heißt, es ist nicht möglich, zunächst einmal die Bevölkerung nach dem Zufallsprinzip in zwei Gruppen aufzuteilen, um davon tausend willkürlich ausgewählte Frauen zu bitten, sich einem Kaiserschnitt zu unterziehen, während die andere ebenso zufällig ausgewählte Vergleichsgruppe vaginal entbinden soll. Überdies dürften Qualität und Dauer des Stillens durch das Narkoseverfahren beeinflusst werden. Eine dänische Studie verglich 28 Frauen, die für den Kaiserschnitt eine Periduralanästhesie erhielten, mit 28 Müttern, die den Eingriff unter Vollnarkose durchstanden. Nach der Periduralanästhesie stillten die Frauen länger (nach 6 Monaten: 71 Prozent im Vergleich zu 39 Prozent).[11]

Wieder lässt sich am Beispiel Brasiliens manches dazulernen. In dem südamerikanischen Land schießen die Kaiserschnittraten förmlich in den Himmel und der Eingriff wird in weiten Teilen der Bevölkerung befürwortet. Außerdem wurde in diesem Land die Förderung des Stillens institutionalisiert. Schon allein diese Korrelation gibt zu denken. Das PNIAM (Programa Nacional o Incentivo ao Aleitamento Materno), ein intensives, umfassendes und innovatives Programm, wurde 1981 ins Leben gerufen und 1988 in der brasilianischen Verfassung verankert. Jeder Bundesstaat organisierte die Schulung von Mitarbeitern auf allen Ebenen des Gesundheitswesens sowie von traditionellen Heilern und Heilerinnen und anderen in der Alternativmedizin Tätigen. Viel beachtete Kampagnen in den Massenmedien wurden von den Stars des Landes unterstützt, und zu Themen wie Werbung für Muttermilch und deren Ersatzprodukte sowie verlängertem Mutterschaftsurlaub wurden neue Gesetze erlassen. Brasilien nahm außerdem regen Anteil an der Initiative »Babyfreundliches Krankenhaus« und hatte bis 1998 103 Krankenhäuser zur Teilnahme bewegen können. Das Zusammentreffen einer hohen Kaiserschnittrate mit intensiver Werbung für das Stillen macht neugierig, wie brasilianische Säuglinge tatsächlich versorgt werden.

Almeida und Couto haben eine interessante Umfrage zum Stillverhalten von Frauen durchgeführt, die im brasilianischen Gesundheitswesen arbeiten und die Aufgabe haben, in den ersten sechs Monaten ausschließliches Stillen zu empfehlen.[12] Als diese Expertinnen selbst Kinder bekamen, haben sie ihre Babys im Schnitt lediglich 98 Tage ausschließlich mit Muttermilch ernährt! All diese Frauen hatten einen garantierten Mutterschaftsurlaub von 120 Tagen. Im Begleitbericht wurde ein interessantes »Detail« erwähnt: Von den Universitätsabgängerinnen unter diesen Müttern hatten *85,7 Prozent* einen Kaiserschnitt, beim technischen Personal immerhin noch *66,7 Prozent.* Die offiziellen brasilianischen Statistiken berücksichtigen eher, wie häufig gestillt wird, als die Dauer des ausschließlichen Stillens.[13] Eine Umfrage über den Zeitpunkt des Abstillens in Nordostbrasilien (wo 99 Prozent der Frauen stillen, wenn sie das Krankenhaus verlassen) ergab, dass das Durchschnittsalter, in dem »andere Milch« gefüttert wurde, bei 24 Tagen lag.[14] Solche Daten belegen, was wir aus physiologischer Sicht wissen, und bestätigen es: dass nämlich langzeitiges ausschließliches Stillen in einem Land, wo die meisten Babys »von oben geboren werden«, nicht leicht ist.

Stellen wir die am Beispiel Brasiliens gewonnenen Erkenntnisse der Situation im saudiarabischen Dschidda gegenüber, wo 40 Prozent aller Kinder noch mit zwölf Monaten gestillt werden und die Kaiserschnittrate bei nur 13 Prozent liegt. Die Schnittentbindung ist hier der Hauptfaktor, der für ein frühes Abbrechen des Stillens verantwortlich ist.[15] Erwähnenswert ist außerdem, dass in skandinavischen Ländern bei niedrigen Kaiserschnittraten häufig und lange gestillt wird.

Nachdem inzwischen ein Großteil der Weltbevölkerung durch Kaiserschnitt zur Welt kommt, ist es dringend geboten, den Zusammenhang zwischen Geburt und Milchbildung eingehend zu untersuchen. Es steht nicht so sehr die Bekräftigung der Parole »Muttermilch ist am besten« im Vordergrund als vielmehr die Frage, wie sich die Fähigkeit, Kinder zu stillen, entwickelt.

Aus praktischer Sicht

Das Stillen nach dem Kaiserschnitt ist eine relativ neue Erscheinung. Die meisten Frauen, die vor 1980 eine Schnittentbindung hatten, ernährten ihr Kind mit Ersatzprodukten. Einer britischen Schätzung zufolge stillten im Jahr 1975 nur etwa zwei Prozent der durch Kaiserschnitt entbundenen Mütter ihr Baby.[16] Zu dieser Zeit wurde die Zusammensetzung der

Ersatznahrung der menschlichen Muttermilch angepasst; das Stillen stand nicht hoch im Kurs; und der Kaiserschnitt, in der Regel unter Vollnarkose durchgeführt, wurde verhältnismäßig selten vorgenommen. Damals gab es folglich kaum Anreize, die verbreitete Vorstellung in Frage zu stellen, Mütter könnten nach der Schnittentbindung nicht stillen.

Heute gibt in vielen Ländern die überwiegende Zahl der Mütter ihrem Kind auch nach dem Kaiserschnitt die Brust. Allerdings setzt der Milchfluss nicht in derselben Weise ein wie nach einer Geburt unter natürlichen Bedingungen. Nach einer vaginalen Entbindung ohne Medikamente ist es in der Regel nicht nötig, den Beginn des Stillens anzuleiten, weil man sich auf den ungestörten Mutter-Kind-Kontakt in einer Atmosphäre der Abgeschiedenheit verlassen kann. Nach dem Kaiserschnitt brauchen Mutter und Baby aus offenkundigen Gründen Hilfe.

Bei einer Notfalloperation ist die Vollnarkose wohl am leichtesten zu verabreichen. Die Mutter ist während der Geburt bewusstlos und auch noch einige Zeit danach benommen. Viele Babys können aber bereits zwei Stunden nach dem Eingriff an der Brust saugen, sofern eine kurze, leichte Narkose gegeben wurde. Da heute meist mit Periduralanästhesie operiert wird, können die Frauen ihr Kind gelegentlich schon auf dem OP-Tisch anlegen. Allerdings weiß ich aus eigener Erfahrung und aus entsprechenden Berichten, dass es in der Frage des Stillens von größerer Bedeutung ist, ob der Kaiserschnitt während der Wehen oder schon vorher als geplanter Eingriff durchgeführt wurde; hingegen scheint die gewählte Narkose offenbar weniger bedeutend zu sein. Der *Eingriff ohne Wehen* ist offenbar mit *größeren Stillproblemen* verbunden. Diese Tatsache ist leicht zu erklären: Wenn der Zeitpunkt der Geburt im Vorhinein festgelegt wurde, haben Mutter und Kind keine Gelegenheit, die Hormone auszuschütten, die für die Geburt und die Milchbildung eine entscheidende Rolle spielen.

Erstaunlicherweise habe ich nur eine einzige wissenschaftliche Untersuchung entdeckt, die sich mit diesem Thema befasst. Sie stammt aus dem türkischen Ankara und verglich das Einsetzen der Milchbildung und die in den ersten 24 Stunden produzierte Milchmenge bei mehreren Gruppen von Frauen, die durch Kaiserschnitt entbunden hatten.[17] Dabei ergab sich, dass bei Frauen, deren zweiter Kaiserschnitt in den Wehen stattfand, die Milchbildung eher einsetzte und mehr Milch produziert wurde als bei Müttern, deren zweiter Kaiserschnitt nach Terminplan ablief.

In den ersten Tagen nach einer Schnittentbindung benötigen die Frauen meist Hilfe beim Stillen, wenigstens bis sich die Blähungen gelegt haben. Danach gibt es häufig, wie bei jeder Unterleibsoperation, einen Wendepunkt im Hinblick auf das Wohlbefinden. Bis dahin brauchen die Mütter jemanden, der ihnen das Kind reicht, die Kissen zurechtrückt und das Baby zum Stillen anlegt. In den allerersten Tagen wird bevorzugt im Liegen gestillt. Die Schwester, die das Baby bringt, sucht gemeinsam mit der Mutter eine bequeme Stellung und hilft ihr, sich umzudrehen, damit sie das Kind an der anderen Brust anlegen kann. In den folgenden Tagen werden die Frauen in der Regel mutiger und experimentieren mit Stillpositionen, die ihnen besonders angenehm sind. Vermutlich weil der Damm nach einem Kaiserschnitt unbeschädigt ist, sitzen viele Frauen gern in einem niedrigen Sessel oder im Schneidersitz (was aber nicht bedeutet, dass es bei einer vaginalen Geburt unbedingt Schwierigkeiten mit dem Damm geben müsste).

Mütter und Kinder, die eine Schnittentbindung hinter sich haben, müssen im weiteren Leben hartnäckiger und entschlossener sein als andere. Deshalb sollte man sie ermutigen, ihre Probleme miteinander zu besprechen und an Selbsthilfegruppen teilzunehmen, wenn das vor Ort möglich ist.

13 Tausendundein Grund, warum der Kaiserschnitt angeboten wird

Vielen Frauen, die kurz vor der Entbindung stehen, wird der Kaiserschnitt angeboten. Alle denkbaren Szenarien zu analysieren würde Bände füllen. Die Gründe für eine »Geburt von oben« lassen sich zudem unterschiedlich klassifizieren. Wir stellen hier die absoluten Indikationen den fragwürdigen Begründungen gegenüber.

Absolute Indikationen

Werdende Mütter sollten sich bewusst machen, dass es einige klare und unstrittige Indikationen für den Kaiserschnitt gibt, die allerdings nur einen winzigen Bruchteil aller Entbindungen betreffen.

Der *Nabelschnurvorfall* gehört in diese Gruppe. Beim Blasensprung – künstlich herbeigeführt oder spontan – kann es in seltenen Fällen vorkommen, dass die Nabelschnur durch die Gebärmutter in die Vagina gleitet und an den Schamlippen zum Vorschein kommt. Dabei kann sie so zusammengedrückt werden, dass die Blutzufuhr für das Baby abgeschnitten ist. In einem solchen Fall liegt eine unstrittige Indikation für den Kaiserschnitt vor – außer die Wehen sind schon so weit fortgeschritten, dass das Baby im nächsten Moment geboren wird. Wenn ein Kind in Kopflage zur Welt kommt, ist selten mit einem Nabelschnurvorfall zu rechnen, sofern die Fruchtblase nicht künstlich geöffnet wird. Häufiger tritt er bei vorzeitigen Wehen auf oder bei einer Entbindung mit den Füßen voran. In den Minuten vor dem Notfallkaiserschnitt kann der Druck auf die Nabelschnur gemindert werden, wenn die Mutter in den »Vierfüßlerstand« geht.

Im Falle einer *Plazenta praevia totalis* liegt der Mutterkuchen so im unteren Bereich der Gebärmutter, dass für das Kind der Ausgang blockiert ist. Typische Anzeichen hierfür sind hellrote, schmerzlose Blutungen, die in der Regel nachts während der letzten Phase der Schwangerschaft auftreten. Die Lage der Plazenta wird dann mithilfe einer Ultraschalluntersuchung ermittelt. Die Diagnose einer derartigen Komplikation wird also gegen Ende der Schwangerschaft gestellt und liefert eine absolute Indikation für den Kaiserschnitt. Wird in der Mitte der Schwangerschaft festgestellt, dass die Plazenta zu tief liegt, ist davon auszugehen, dass sie sich in den kommenden Wochen in eine normale Position bewegt. Die Bezeichnung »Plazenta praevia« ist daher vor dem siebten Schwangerschaftsmonat unangebracht.

Eine *vorzeitige Lösung des Mutterkuchens* (Plazenta) kann vor oder während der Wehen erfolgen. Das bedeutet, dass sich die gesamte Plazenta – oder ein großer Teil davon – von der Gebärmutterwand löst, bevor das Baby zur Welt kommt. In der Regel ist dies von jähen, heftigen und anhaltenden Unterleibsschmerzen begleitet. Vereinzelt kommt es auch zu Blutungen. Die Mutter steht nicht selten unter Schock. Nicht immer sind die Gründe, die zur Ablösung des Mutterkuchens führen, bekannt, doch manchmal liegt die Ursache auf der Hand: ein Trauma (zum Beispiel ein Autounfall oder Gewalt in der Ehe) oder eine Krankheit namens EPH-Gestose. Bei diesem spektakulären Krankheitsbild, in dessen Verlauf es oft zu verborgenen Blutungen kommt, bei denen das Blut nicht austreten kann, muss eine Bluttransfusion durchgeführt und das Baby sofort durch Kaiserschnitt geholt werden – ansonsten ist sein Leben in Gefahr. Allerdings gibt es zahlreiche mildere Formen mit schmerzlosen Blutungen, die darauf zurückzuführen sind, dass sich lediglich der Rand der Plazenta gelöst hat. Heute können diese harmloseren Erscheinungen durch Ultraschall festgestellt werden. Wenn der Arzt oder die Ärztin wegen der Lösung der Plazenta einen Kaiserschnitt vorschlägt, sollte man die Indikation nicht in Frage stellen, denn die vorzeitige Lösung des Mutterkuchens gehört zu den Hauptursachen für den Tod des Kindes im Mutterleib.

Die *Stirnlage* des Kindes bedeutet, dass der Kopf des Babys weder ganz gebeugt ist (wie bei der üblichen Kopflage) noch ganz ausgestreckt (wie bei der Gesichtslage). Die Stirnlage kann gelegentlich durch Abtasten des kindlichen Rückens im Mutterleib vermutet werden; dabei wird die Vorwölbung des Hinterkopfes festgestellt. In der Regel wird die Stirnlage aber bei fortgeschrittenen Wehen durch Vaginaluntersuchung diagnostiziert: Brauenwulst, Augen und sogar die Nase können dann mit dem Finger ertastet werden. Bei der Stirnlage müsste der größte Durchmesser des Kopfes (vom Hinterkopf zum Kinn) durch das Becken der Mutter austreten – deshalb ist auch sie eine absolute Indikation für den Kaiserschnitt.

Die *Querlage,* auch als *Schulterlage* bezeichnet, bedeutet, dass das Baby horizontal liegt; weder der Kopf noch das Steißbein weisen nach unten. Bei Frauen, die nicht ihr erstes Kind erwarten, begibt sich der Fötus meist gegen Ende der Schwangerschaft oder zu Beginn der Wehen in eine senkrechte Lage. Falls nicht, besteht keine Chance, das Kind vaginal zur Welt zu bringen. Auch hier liegt eine zwingende Indikation für den Kaiserschnitt vor. Die Operationstechnik muss bei einer Querlage häufig modifiziert werden, weil das untere Segment der Gebärmutter sich nicht vollständig entwickelt, wenn weder Kopf noch Po nach unten weisen. Eine Methode, die ich schon mehrmals angewendet habe, besteht darin, den Schnitt in Form eines umgedrehten T zu setzen, wobei ein kurzer Schnitt vertikal an der Mittellinie geführt wird.

In einem von 30 000 Fällen kommt es gegen Ende der Schwangerschaft zu einem *Herzstillstand.* Wenn lebensrettende Maßnahmen nicht unmittelbar greifen, sind in einem solchen Fall der Zeitpunkt der Schnittentbindung und die Schnelligkeit des Eingriffs lebensentscheidend für die Frau und ihr Baby. Die meisten Mütter und Kinder, die einen solchen Notfalleingriff überlebt haben, wurden innerhalb von fünf Minuten nach dem Herzstillstand der Mutter entbunden.[1]

Fragwürdige Indikationen

Absolute Indikationen für den Kaiserschnitt liegen äußerst selten vor, und die üblichen für den Eingriff angeführten Gründe werden durch eine Vielzahl von Faktoren beeinflusst wie etwa Persönlichkeit, Alter und Erfahrung von Hebamme und Arzt. Aber auch das Land, in dem die Geburt stattfindet, die ortsüblichen Gepflogenheiten im Krankenhaus, Persönlichkeit und Lebensstandard, Herkunft und Freundeskreis der werdenden Mutter, die neuesten Studien, über die in den Medien berichtet wird, die Informationen, die auf populären Websites zu finden sind, spielen hier eine Rolle. Aus diesem Grund schwanken die Kaiserschnittraten je nach Geburtshelfer, Krankenhaus und Land enorm.

Eine Narbe in der Gebärmutter (die in der Regel von einem *vorhergehenden Kaiserschnitt* herrührt) ist ein aufschlussreiches Beispiel für eine relative und strittige Indikation, verbunden mit steigenden oder fallenden Kaiserschnittraten, je nachdem, in welchem Abschnitt der Geschichte der Geburt wir uns befinden. Heute hat sich die Aufmerksamkeit auf die Gefahr einer möglichen Totgeburt verlagert, obwohl die absoluten Risiken äußerst gering sind.[2] Dass die Mutter bereits einen Kaiserschnitt hinter sich hat, kommt so oft vor und ist ein so aktuelles Thema, dass wir es getrennt betrachten werden.

Geburtsstillstand ist ein häufig angegebener Grund für einen Kaiserschnitt beim ersten Kind. Dass die Geburt nicht vorangeht, hängt aber meist mit den herrschenden Missverständnissen im Hinblick auf die Geburtsphysiologie zusammen. Es wird wohl noch Jahrzehnte dauern, bis man endlich begreift, dass Menschen Säugetiere sind, deren Grundbedürfnis es ist, bei der Geburt ungestört zu sein. Ebenso lange wird es dauern, bis man einsieht, dass die Hebamme ursprünglich eine Mutterfigur war, dass heißt eine Frau, bei der sich die Gebärende gut aufgehoben, nicht aber beobachtet und beurteilt fühlt. Im gegenwärtigen Kontext wäre es gefährlich, als Hauptziel eine Reduzierung der Kaiserschnittrate anzustreben. Die unmittelbare Folge wäre eine Zunahme riskanter Eingriffe bei der Vaginalgeburt und eine wachsende Zahl von Babys, die in kinderärztliche Behandlung kommen. Bis zu einer entscheidenden Wende in der Geschichte der Geburt müssen wir uns wohl damit abfinden, dass ein Großteil der Schnittentbindungen im Zeitalter der industrialisierten Geburt unumgänglich ist und der Geburtsstillstand die am häufigsten gestellte Indikation darstellt.

Ein *Schädel-Becken-Missverhältnis* (CPD) bedeutet, dass der Kopf des Babys zu groß für das Becken der Mutter ist. Dabei handelt es sich um eine recht vage Angelegenheit, weil die Frage, ob ein Kind durch das Becken der Mutter passt, weitgehend von der genauen Lage des Babys und von dem Grad der Verformung des Kopfes während der Geburt abhängt. Falls man sich während der Wehen für eine Schnittentbindung entscheidet, sind Schädel-Becken-Missverhältnis und Geburtsstillstand kaum voneinander zu trennen. So wird den Frauen bei sonst gleichen Umständen entweder der eine oder der andere Grund genannt.

Die *Azidose*, also der akute Gefahrenzustand für den Fötus wegen mangelnder Sauerstoffversorgung vor oder während der Geburt, ist eine ebenso vage Indikation, weil nicht alle Ärzte dieselben Kriterien für diese Diagnose anwenden. Azidose während der Wehen hängt häufig mit dem Geburtsstillstand zusammen. Aus diesem Grund ist eine Unterscheidung zwischen den beiden Problemen künstlich. Heute ist die Geburtseinleitung ein Risikofaktor, der häufig zu Schwierigkeiten führt, die anschließend den Kategorien Geburtsstillstand, Schädel-Becken-Missverhältnis oder Azidose zugeordnet werden.

Gebärmuttermyome oder *Eierstockzysten* stellen keine absolute Indikation dar, es sei denn, sie sind sehr groß und liegen tief, sodass sie den Geburtskanal blockieren.

Ein *vorhergehender Dammriss* ist ebenfalls eine strittige Indikation für den Kaiserschnitt. Einer amerikanischen Untersuchung zufolge sind lediglich zwei Kaiserschnitte erforderlich, um einen Fall von analer Inkontinenz bei Frauen zu verhindern, die zuvor einen Dammriss hatten.[3]

Die *Beckenend- oder Steißlage* liefert ein typisches Beispiel für die Auswirkungen, die eine einzige veröffentlichte Studie über Nacht weltweit nach sich ziehen kann. Ohne grob zu vereinfachen, können wir behaupten, dass die Wende in der Geschichte der Entbindung bei Steißlage am 21. Oktober 2000 eintrat. An diesem Tag erschien in der *Lancet* – einer der angesehensten medizinischen Fachzeitschriften der Welt – ein Bericht über einen Großversuch, an dem 121 Krankenhäuser aus 26 Ländern teilgenommen hatten.[4] Diese Studie hatte insofern einen hohen wissenschaftlichen Wert, als sie mit Kontrollgruppen arbeitete; das heißt, die Forscher teilten nach dem Zufallsprinzip eine Population von schwangeren Frauen in zwei Gruppen auf. So konnte die Gruppe, bei der ein Kaiserschnitt geplant war, mit der Gruppe verglichen werden, die primär vaginal entbinden sollte. In die Untersuchung einbezogen wurden nur Kinder in der reinen Steißlage und in der Steiß-Fuß-Lage. Die reine Steißlage bedeutet: Zuerst kommt der Po; die Hüftgelenke sind gebeugt und die Knie gestreckt, sodass die gestreckten Beine wie Schienen das Abbiegen des Rückens verhindern. Bei der Steiß-Fuß-Lage sind Hüften und Knie gebeugt, aber die Füße befinden sich nicht unterhalb des

Pos. Die reine Fußlage, bei der ein Fuß oder beide unterhalb des Pos liegen, wurde in der Studie nicht berücksichtigt.

Die Autoren der Untersuchung fassten ihre Ergebnisse folgendermaßen zusammen: »Der geplante Kaiserschnitt am Termin ist für das Kind in Steißlage besser als die geplante vaginale Geburt; schwere Komplikationen bei der Mutter treten bei beiden Gruppen gleich häufig auf.«

Infolge dieser Studie ist es heute schwierig, einen Geburtshelfer zu finden, der die Verantwortung für eine vaginale Entbindung bei Steißlage übernimmt. Inzwischen sieht das übliche Verfahren so aus, dass man drei bis vier Wochen vor dem Geburtstermin versucht, das Kind zu drehen. Wenn das nicht gelingt, rät man der Mutter zu einem geplanten Kaiserschnitt.

Bedenkt man die weit verbreiteten falschen Vorstellungen von den physiologischen Vorgängen bei der Geburt, müssen wir uns damit abfinden, dass es heute in der Regel für besser befunden wird, ein Kind in Steißlage durch Kaiserschnitt zur Welt zu bringen, statt mit einem kundigen Geburtshelfer den vaginalen Weg zu wagen. Dies wird so lange gelten, wie die Grundbedürfnisse gebärender Frauen, insbesondere ihr Verlangen nach Privatsphäre, noch nicht wieder entdeckt wurden. Es gibt Frauen, die eine Schnittentbindung akzeptieren, aber intuitiv oder aus Vernunftgründen zu dem Schluss kommen, dass es günstiger wäre abzuwarten, bis die Wehen einsetzen. Diesen Standpunkt vertreten auch viele Kinderärzte, die hervorheben, dass nach einem Eingriff während der Wehen seltener Probleme mit der Atmung des Babys auftreten. Wir dürfen nicht vergessen, dass der Vorteil einer Krankenhausentbindung in der Möglichkeit liegt, jederzeit, bei Tag oder Nacht, eine Operation durchführen zu können. Oft wird behauptet, der Notfallkaiserschnitt führe häufiger zu Komplikationen bei der Mutter als der geplante Eingriff. Aber der *Kaiserschnitt während der Wehen,* der ja durchaus vorher geplant werden kann, darf hier nicht mit der *Notoperation* verwechselt werden.

Heutzutage gilt es, auch an die Frauen zu denken, die trotz gegenteiliger Tendenzen den Kaiserschnitt vermeiden und eine vaginale Geburt versuchen wollen.[5] Mir erscheint es hilfreich, hier einige einfache Regeln weiterzugeben, die ich im Verlauf von etwa 300 von mir betreuten vaginalen Geburten mit Steißlage (darunter zwei Hausgeburten) entwickelt habe:

- Die beste Umgebung ist in der Regel ein Zimmer, in dem niemand anwesend ist außer einer erfahrenen, mütterlichen, schweigsamen und zurückhaltenden Hebamme, die keine Angst vor einer Steißgeburt hat.
- Die erste Phase der Wehen ist das Versuchsstadium. Wenn alles glatt, unkompliziert und schnell verläuft, ist eine Vaginalgeburt möglich. Falls sich die erste Phase als langwierig und schwierig erweist, sollte man sich rasch für einen Kaiserschnitt entscheiden, bevor es für eine Neuorientierung zu spät ist.
- Weil die erste Phase das Versuchsstadium darstellt, sollte sie nicht künstlich erleichtert werden, sei es durch Medikamente, sei es durch ein Bad.
- Nachdem der Punkt erreicht ist, an dem es kein Zurück mehr gibt, heißt das Motto: Privatsphäre. Es geht nun ausschließlich darum, die Geburt so leicht wie möglich zu machen. Auch das Abhören der Herztöne ist in diesem Stadium unnötig und kann sogar eine kontraproduktive Ablenkung darstellen. Das Hauptziel muss es sein, die Bedingungen für einen kraftvollen Fötusejektionsreflex zu schaffen.[6]
- Bei einer Steiß-Fuß-Lage darf man mutiger sein als bei anderen Varianten der Steißlage.

Die bei der Steißgeburt üblichen Verfahren haben erheblichen Einfluss auf die gesamte Kaiserschnittrate, weil Steißlagen gut drei Prozent aller Geburten ausmachen.

Immer häufiger werden auch *Zwillinge* durch Kaiserschnitt entbunden. Einer der Gründe für diese neue Entwicklung ist, dass sich bei 40 Prozent aller Zwillingsgeburten eines der Babys in Steißlage präsentiert und in 8 Prozent der Fälle beide Kinder diese Lage einnehmen.[7] Ein Kaiserschnitt wird immer öfter auch dann geplant, wenn eines der Babys erheblich größer ist als das andere, was für das kleinere Kind eine Gefahr darstellen könnte, insbesondere wenn beide das gleiche Geschlecht haben. Der geplante Kaiserschnitt bei Zwillingsgeburten mag all jene überraschen, die wissen, dass bei Zwillingen vor allem das Risiko der Frühgeburt besteht. Gelegentlich gibt es auch Fälle, in denen man den zweiten Zwilling durch Kaiserschnitt retten muss, nachdem der erste vaginal zur Welt gekommen ist. Die Geburt des zweiten Kindes gilt allgemein als riskanter als die des ersten. Einer der Gründe, warum sich die Geburt des zweiten Kindes mitunter als schwieriger erweist, liegt in der völlig irrationalen Aufregung, die meist im Geburtszimmer herrscht, nachdem das erste Kind geboren ist, also ausgerechnet zu jenem Zeitpunkt, an dem es so wichtig wäre, die quasi-heilige Atmosphäre mindestens bis zur zweiten Geburt und der Ausstoßung der Plazenta zu wahren. Auch hier sind die gegenwärtigen Entwicklungen darauf zurückzuführen, dass die Bedeutung der Privatsphäre verkannt wird.

Drillinge kommen heute fast ausschließlich durch Kaiserschnitt zur Welt, obwohl dieses Vorgehen gelegentlich auch in Frage gestellt wird und es durchaus verbürgte Berichte über Spontangeburten gibt – darunter auch die Hausgeburt von Drillingen nach einem vorhergehenden Kaiserschnitt![8]

Auch *HIV-infizierte Frauen* werden heute vermehrt durch Kaiserschnitt entbunden. Angestrebt wird dabei, das Risiko der Virus-Übertragung von der Mutter auf das Kind zu vermindern. Diese Indikation ist ebenfalls ein Beispiel dafür, wie sich im Zeitalter der Wissenschaftsmedizin das Vorgehen praktisch über Nacht ändern kann. Von 1994 bis 1998 lagen die Kaiserschnittquoten bei HIV-infizierten Frauen in den Vereinigten Staaten konstant bei etwa 20 Prozent. 1998 erschienen Untersuchungen, die feststellten, dass sich das Ansteckungsrisiko durch die Vermeidung des vaginalen Wegs erheblich reduzieren lässt. Daraufhin schnellten die Kaiserschnittraten zwischen 1998 und 2000 auf etwa 50 Prozent hoch.[9] Wahrscheinlich werden sie mit dem Aufkommen einer verbesserten Technik, die das Baby vor jeglichem Kontakt mit dem Blut der Mutter schützt, noch weiter ansteigen.

Der *Herpesvirus* kann bei der vaginalen Geburt ebenfalls auf das Baby übertragen werden. In den meisten Fällen tritt Herpes allerdings periodisch auf. Das bedeutet, dass die Mutter vor der Schwangerschaft bereits mehrmals daran erkrankt war. In diesem Fall ist das Infektionsrisiko praktisch gleich Null, weil die Mutter inzwischen längst Antikörper gebildet hat, die durch die Plazenta auf das Kind übergehen (IgG) und es schützen. Höher ist das Risiko, wenn die Infektion bei der Mutter erstmals während der Schwangerschaft auftrat, denn in diesem seltenen Fall besitzt sie nur solche Antikörper, die die Plazentaschranke nicht durchdringen können (IgM). In einem solchen Fall kann ein Kaiserschnitt das Übertragungsrisiko mindern.

Und was ist mit den *empfindlichen Babys*, vor allem mit den *Frühchen* und denen, die *zum errechneten Geburtstermin zu klein* sind? Zu diesem Thema sind so viele widersprüchliche Erhebungen erschienen, dass jeder Arzt Studien findet, die seine Meinung unterstützen. Und wie verhält es sich mit dem *»besonderen« Baby*, das infolge einer ausgeklügelten künstlichen Befruchtung zur Welt kommt? Und was ist mit jenem anderen *»besonderen« Baby*, das kurz nach einer unerklärlichen Totgeburt empfangen wurde?

Wenn in Zukunft die Grundbedürfnisse gebärender Frauen nicht schnellstens berücksichtigt werden und wenn die vaginale Geburt weiterhin so häufig als Risikofaktor für eine Vielzahl vom körperlichen Schäden und Krankheiten dargestellt wird,[10] frage ich mich, ob man sich nicht bald leichter tun wird, die verbleibenden Gründen für eine vaginale Entbindung zu betrachten, als den Versuch zu wagen, die 1 000 Indikationen für den Kaiserschnitt zu analysieren.

14 Einmal Kaiserschnitt, immer Kaiserschnitt?

Im Jahr 1916 äußerte Edwin Cragin im Rahmen eines Vortrags vor der Eastern Medical Society of New York den historischen Satz: »Einmal Kaiserschnitt, immer Kaiserschnitt.«[1] Dieses Diktum schien zu dieser Zeit unumstößlich, als der äußerst selten durchgeführte Eingriff durch den klassischen Schnitt, das heißt den direkten Weg, erfolgte. Das Risiko lebensbedrohlicher Blutungen durch einen Gebärmutterriss lag in dieser Zeit bei etwa 12 Prozent.

Nach 1950

Als in den 50er-Jahren nach und nach der Schnitt im unteren Uterinsegment die klassische Methode verdrängte, hätte man Cragins Leitsatz eigentlich sofort einer Überprüfung unterziehen sollen. Einer der Vorteile der neuen Technik bestand zum Beispiel darin, dass die Gebärmutternarbe kein Risiko mehr darstellte. Dennoch blieben die meisten Ärzte vorsichtig und waren nicht bereit, von einem Tag auf den anderen ein fest verankertes Diktum über Bord zu werfen. Ergänzend zu diesem Leitsatz war man stillschweigend übereingekommen, dass eine Frau in ihrem Leben nicht mehr als drei Kaiserschnitte haben dürfe. Erwähnenswert ist allerdings, dass mindestens eine Frau, nämlich Ethel Kennedy, die Gattin von Robert Kennedy, diese Regel widerlegte, als sie in den Jahren 1951-1968 insgesamt elf Kinder durch Kaiserschnitt zur Welt brachte.

Vor 1980 wagte nur eine kleine Zahl von Frauen eine vaginale Geburt nach vorausgegangenem Kaiserschnitt (VBAC = Vaginal Birth After Caesarean). Die amerikanische Rate lag 1980 bei 3,4 Prozent. Das war vor dem Zeitalter der so genannten Wissenschaftsmedizin. Die VBAC war noch nicht aktuell. Die Ärzte ließen sich durch das, was man so hörte, durch Anekdoten und durch eigene Überzeugungen leiten. Vor allem in den Vereinigten Staaten wurde das Thema brisant, als die Kaiserschnittraten anstiegen und immer mehr Frauen eine wiederholte Sectio vermeiden wollten. Häufig fanden diese Mütter keinen Arzt, der den Versuch wagen wollte. Paradoxerweise wurde die VBAC deshalb vor allem mit Hausgeburten, unterstützt von einer Laienhebamme, in Verbindung gebracht.

Aus diesem Grund beteiligte sich das US-amerikanische National Institute of Health in den 80er-Jahren an einer Konferenz über den Kaiserschnitt.[2] Hier kam man zu dem Schluss, dass die VBAC geeignet sei, die steigenden Kaiserschnittraten in den Griff zu bekommen. In der Folge wuchs das Interesse, den Versuch zu wagen, und mehrere Untersuchungen bewiesen die relative Sicherheit dieses Vorgehens.[3, 4, 5] So kam es, dass die Rate der erfolgreichen vaginalen Entbindungen nach einem Kaiserschnitt in den Vereinigten Staaten von 3,4 Prozent im Jahr 1980 auf 21,3 Prozent im Jahr 1991 stieg und 1996 einen Höchststand von 28,3 Prozent erreichte.[6] Anschließend gingen die Zahlen allerdings wieder zurück, und zwar auf 16,4 Prozent im Jahr 2001 und auf 12,7 Prozent im Jahr 2002.[7] Dieser Rückgang beschleunigte sich, nachdem der amerikanische Verband der Geburtshelfer und Gynäkologen empfahl, dass ein Chirurg

»während der Wehen unmittelbar verfügbar sein muss, der die Wehen überwachen und einen Notfallkaiserschnitt durchführen kann, wenn eine Frau nach einem vorhergehenden Kaiserschnitt eine vaginale Geburt versucht«.[8] Dieselben Tendenzen und Fluktuationen bei den VBAC-Raten sind gegenwärtig fast überall auf der Welt zu beobachten.

Eine häufig gestellte Frage

Wenn eine Frau nach mehreren Kaiserschnitten eine vaginale Geburt versucht, dann stellt sich ihr zunächst folgende Frage: *Wie hoch sind die Chancen auf Erfolg?* Mich hat oft überrascht, wie mühelos eine Entbindung nach einem vorherigen Kaiserschnitt wegen Geburtsstillstand oder Azidose vor sich gehen kann. Eine typische Anekdote, die ich in diesem Zusammenhang berichten kann, handelt von einer Frau, die in den 70er-Jahren in unser Krankenhaus kam, um mit 43 Jahren ihr erstes Kind zu bekommen. Nachdem sie mehrere Stunden lang Wehen hatte, ohne dass die Geburt voranging, kamen alle Beteiligten überein, dass es vernünftiger sei, einen Kaiserschnitt durchzuführen. Zwei Jahre später kam dieselbe Frau mit starken Wehen zu uns und brachte ihr zweites Baby mühelos auf vaginalem Weg zur Welt. Meine erste Erfahrung mit einer VBAC außerhalb des Krankenhauses machte ich mit einer jungen Mutter, die ihr erstes Kind eigentlich zu Hause bekommen wollte. Nachdem ihr jedoch viele »gescheite Leute« einhellig geraten hatten, eine Hausgeburt sei beim ersten Kind zu gefährlich, entschied sie sich für eine Entbindung im Krankenhaus. Nach langwierigen Wehen, bei denen es nicht voranging, wurde schließlich ein Kaiserschnitt unumgänglich. Als die Geburt ihres zweiten Kindes bevorstand, beschloss sie, nicht auf gut gemeinte Ratschläge zu hören, sondern lieber ihrer inneren Stimme zu vertrauen. Eines Abends rief sie mich gegen 22 Uhr an; sie hatte bereits leichte Wehen. Ich beschloss, sogleich zu ihr zu fahren und bei ihr im Gästezimmer zu übernachten, statt mitten in der Nacht aufzutauchen, wenn es so weit war. Kurz nachdem ich eingeschlafen war, erwachte ich plötzlich durch die typischen Geräusche einer Gebärenden beim Fötusejektionsreflex. Eine einleuchtende Erklärung für eine derart leichte Geburt ist, dass eine Frau, die ihr zweites Kind bekommt und zuvor einen Kaiserschnitt während der Wehen hatte, bereits Oxytozinrezeptoren in der Gebärmutter entwickeln konnte. Das heißt, bei der zweiten Entbindung reagiert ihr Uterus sensibler auf die Auswirkungen des Hormons, das die Kontraktionen steuert.

Im Zeitalter der Wissenschaftsmedizin haben wir präzise Daten zur Verfügung, um diese schlichte geburtsvorbereitende Frage zu beantworten. Den maßgeblichen Studien zufolge ist der Versuch, auf natürlichem Weg zu gebären, bei 70-80 Prozent der Frauen erfolgreich.[9, 10] In mehreren Untersuchungen wurde ein Punktesystem aufgestellt, das den Frauen als Orientierung dienen soll, ihre Erfolgschance besser abzuschätzen.[11, 12, 13] Zwei dieser Studien legten nur Faktoren zugrunde, die in der Schwangerschaft bekannt waren. Die umfangreichste Untersuchung entwickelte ein Punktesystem, das auch Faktoren berücksichtigte, die bei der Ankunft im Krankenhaus festgestellt wurden (Zustand des Muttermunds). Je höher die Punktzahl, desto wahrscheinlicher führt der Versuch zum Erfolg. Die Erfolgsquoten für die vaginale Geburt nach einem Kaiserschnitt liegen zwischen 49 Prozent bei Frauen mit 0-2 Punkten und 95 Prozent bei Müttern mit 8-10 Punkten. Wer jung ist, zuvor schon eine vaginale Entbindung und überdies einen vorherigen Kaiserschnitt wegen Geburtsstillstand hatte, erhält eine höhere Punktzahl. Die Anzahl der vorhergehenden Kaiserschnitte hat dieser Studie zufolge keine erkennbaren Auswirkungen auf eine erfolgreiche Vaginalentbindung.

Aus offenkundigen Gründen konnten diese Untersuchungen allerdings nicht berücksichtigen, inwieweit die Privatsphäre gewahrt wurde, was möglicherweise aber die wichtigste Voraussetzung für eine erfolgreiche Geburt ist. Die elektronische Überwachung des Fötus hat wahrscheinlich erhebliche negative Auswirkungen, die hier jedoch nicht erfasst wurden.

Eine häufige Reaktion

Ich kenne mehrere Frauen, die in Panik gerieten, nachdem sie ihrem Arzt erklärt hatten, sie wollten trotz eines früheren Kaiserschnitts eine vaginale Entbindung versuchen, denn der Arzt führte ihnen vor allem das *Risiko eines Gebärmutterrisses (Uterusruptur)* vor Augen. Einige dieser Frauen konnten sich anschließend nicht mehr von diesen vagen, aber Angst einflößenden Vorstellungen befreien.

Heute sind Fachleute in der Lage, eine individuell zugeschnittene Risikoeinschätzung vorzunehmen. Da mehrere neuere maßgebliche Studien vorliegen,[14, 15] wissen wir, dass das Risiko des Gebärmutterrisses im Bereich von *1:200* liegt, *sofern keine Geburtseinleitung vorgenommen wurde.* Der Hauptrisikofaktor für den Gebärmutterriss liegt also in der Einleitung der Geburt. Den neuesten Studien zufolge steigt *das Risiko um den Faktor 15,6 nach einer Einleitung mit Prostaglandinen* und um 4,9 nach einer Einleitung ohne Prostaglandine.[16] Ferner ist ein Riss zu befürchten, wenn die Geburt nicht vorangeht oder wenn die Herztöne des Babys nicht zufriedenstellend sind. Häufiger kommt es dabei zu einer Wunddehiszenz (klaffende Wunde) und nicht zu einem vollständigen Zerreißen der Gebärmutterwand. Frauen sollten überdies erfahren, dass bei Müttern, die mehrere Kaiserschnitte ohne Wehen hatten, die Gefahr einer Uterusruptur bei 0,1-0,2 Prozent liegt.[17, 18]

Doch nicht nur die Weheneinleitung hat Einfluss auf das Risiko eines Gebärmutterrisses. Auch das Alter der Mutter spielt eine Rolle: Die Ergebnisse zweier Studien lassen darauf schließen, dass bei Frauen über 35 das Risiko höher liegt.[19, 20] Auch Fieber nach einem vorhergehenden Kaiserschnitt kann das Risiko steigern.[21] Mehrere Untersuchungen haben gezeigt, dass das Risiko erhöht ist, wenn der Abstand zwischen der Kaiserschnittentbindung und der nächsten Geburt weniger als 18 Monate beträgt.[22] Das einreihige Vernähen der Operationswunde erfreut sich in jüngster Zeit wachsender Beliebtheit, nachdem mehrere Studien bessere kurzfristige Ergebnisse, eine kürzere Operationszeit und eine Verkürzung des Krankenhausaufenthalts belegt haben. Die Frage der vaginalen Entbindung bei der nächsten Geburt wurde allerdings nicht angesprochen. Die einzige Untersuchung mit Kontrollgruppen (die aussagekräftige Methode) hatte zu wenige Teilnehmerinnen (145 Frauen), um auch nur einen einzigen Gebärmutterriss feststellen zu können.[23] Eine umfangreichere Untersuchung ohne Kontrollgruppen legt den Schluss nahe, dass der einreihige Verschluss der Operationswunde das Risiko erhöhen könnte.[24] Einer noch aktuelleren Studie zufolge wird dadurch nur das Risiko der Dehiszenz (Aufreißen der Wunde) gesteigert.[25] Meine Erfahrung als Chirurg sagt mir überdies, dass wir auch Einzelknopfnähte mit fortlaufenden Nähten vergleichen sollten: Im Allgemeinen ist die Qualität der Narbe bei einschichtigen Einzelknopfnähten besser.

Es fällt auf, dass Forscher bisher nicht versucht haben herauszufinden, ob das Risiko einer Ruptur nach einem Kaiserschnitt ohne Wehen höher oder geringer ausfällt. Aus diesem Grund fand ich bei meinem Besuch im Suleymaniye Maternity Hospital in Istanbul die Arbeit von Dr. Yazilioglu und Dr. Sonmez besonders interessant. Sie benutzen eine spezielle Ultraschalltechnik, um die Qualität der Uterusnarbe zu prüfen. Dabei stellten sie fest, dass die Narbe wesentlich besser aussieht, wenn der Kaiserschnitt bei bereits geöffnetem Muttermund durchgeführt wurde. Die Unterschiede waren so auffällig, dass sie inzwischen den Muttermund weiten, wenn sie einen Wunschkaiserschnitt durchführen. Derzeit prüfen die beiden Ärzte die Ergebnisse dieses neuen Vorgehens.

Eine weitere häufig gestellte Frage

Mütter, die bereits einen Kaiserschnitt hatten, müssen auch die *Risiken für ihr Baby* beurteilen können. Eine kanadische Untersuchung liefert Antworten auf ihre Fragen. Die Forscher beschäftigten sich mit 2 233 Geburten, bei denen nach einem vorhergehenden Kaiserschnitt eine vaginale Entbindung angestrebt wurde. Aus dieser Gruppe starb ein Neugeborenes und drei erlitten unterschiedlich schwere Hirnschädigungen.[26] Eine umfangreiche Studie des Cambridge-Scotland-Teams ergab, dass bei 10 000 Geburten 12,9 Kinder bei der Entbindung starben; die Gesamtzahl der dokumentierten Geburten lag hier bei 15 515.[27] Dieses Risiko scheint annehmbar, es ist aber zu bedenken, dass es etwa elfmal höher liegt als beim geplanten wiederholten Kaiserschnitt. Solche Daten müssen sorgfältig analysiert und die Vorteile gegen die Risiken abgewogen werden. Bei der Diskussion um die vaginale Geburt nach einem vorherigen Kaiserschnitt sollte man solche statistischen Zahlen immer im Auge behalten. Viele Mütter sind in der Lage, diese statistischen Daten mit ihrer intuitiven Wahrnehmung zu verknüpfen.

In der Praxis

Im Zeitalter des modernen Kaiserschnitts unterschätzt man häufig, wie ungefährlich der Versuch einer vaginalen Entbindung nach einem vorherigen Kaiserschnitt ist. Ärzte und

Mütter sollten jedoch beachten, dass die Wehen nicht eingeleitet werden dürfen und dass auch keinerlei andere Medikamente gegeben werden. Tatsächlich ist das Hauptrisiko für das Baby nicht der Gebärmutterriss: Eine weitere umfangreiche Untersuchung des Cambridge-Scotland-Teams ergab nämlich, dass im Fall eines vorhergehenden Kaiserschnitts das Risiko einer unerklärlichen Totgeburt nach der 39. Schwangerschaftswoche doppelt so hoch ist wie das Risiko, das Baby wegen einer Uterusruptur zu verlieren.[28] Diese Erhebung lässt den Schluss zu, dass ein weiterer Vorteil des geplanten Kaiserschnitts in der 39. Woche darin liegen könnte, das Risiko einer unerklärlichen Totgeburt zu vermindern. Wenn wir allerdings Vorteile und Risiken abwägen, ist das kein hinreichender Grund, eine natürliche Geburt gar nicht erst zu versuchen und routinemäßig einen Kaiserschnitt in der 39. Woche einzuplanen.

Die Strategie, die ich bisher verfolgt habe, hat im gegenwärtigen wissenschaftlichen Kontext nicht an Bedeutung verloren. Selbst wenn ich ziemlich sicher war, dass ein zweiter Kaiserschnitt erforderlich sei (zum Beispiel weil das Becken der Mutter bei einem Unfall deformiert wurde), habe ich meist die ersten Anzeichen der Wehen abgewartet, um dann einen *geplanten Kaiserschnitt während der Wehen* durchzuführen. Damit war garantiert, dass das Baby ein Signal gegeben und Mutter und Kind angefangen hatten, einen ganz besonderen »Hormoncocktail« auszuschütten. Wenn jedoch der Versuch einer vaginalen Geburt fortgesetzt werden kann, empfiehlt sich die folgende Strategie: Die Grundbedürfnisse der Gebärenden müssen erfüllt werden (sie muss sich geborgen, darf sich aber nicht beobachtet fühlen); wenn die Wehen gute Fortschritte machen, erscheint eine vaginale Entbindung möglich, wenn nicht, sollte ein weiterer Kaiserschnitt in Betracht gezogen werden. Die meisten Frauen können nach einer vorherigen Schnittentbindung spontan gebären, sofern ihr Bedürfnis nach Privatsphäre erfüllt wird.

15 Wenn der Kaiserschnitt unumgänglich wird

Jahr für Jahr bekommen Millionen von Frauen zu hören, der Kaiserschnitt sei die beste Alternative für sie. Dass sich viele von ihnen mehr Informationen wünschen, ist nur verständlich. Andere sind an Einzelheiten nicht interessiert, weil sie eine genaue Vorstellung davon haben, wie die Geburt ablaufen soll, und weil sie sich nicht vorstellen können, dass ihr Baby und sie selbst mit einer »Geburt von oben« besser beraten sind. Wieder andere kennen den Ablauf der Operation aus den Erzählungen von Freundinnen oder Verwandten. Die folgenden Hinweise sind für all jene gedacht, die sich ein genaues Bild davon machen wollen, was unmittelbar vor, während und nach der Operation geschieht, wenn ein Kaiserschnitt notwendig werden sollte.

Von der Zustimmungserklärung bis zum Bepinseln mit antiseptischer Lösung

In jedem Krankenhaus werden Sie als Patientin zuallererst gebeten, auf einem Formular Ihre schriftliche Zustimmung zu dem Eingriff zu geben. Die notwendigen Prozeduren vor der Operation werden nicht immer in derselben Reihenfolge durchgeführt. Wie sie im Einzelnen ablaufen, hängt vom jeweiligen Krankenhaus, der verwendeten Narkose und von der Frage ab, ob es sich um einen geplanten Kaiserschnitt während der Wehen handelt oder um einen geplanten Kaiserschnitt vor dem Eintreten der Wehen oder ob das Team mit einer Notoperation das Leben des Kindes zu retten versucht. Zu Beginn werden Ihr Unterleib und Ihre Schambehaarung rasiert. Man legt dann einen intravenösen Tropf und einen Katheter, damit die Blase stets entleert und daher klein und weniger verletzlich ist. Routinemäßig wird auch eine Blutdruckmessmanschette um Ihren Arm gelegt. Außerdem müssen Sie, mit Ausnahme des Eherings, Ihren Schmuck ablegen. Für Anästhesisten sind in der Regel geplante Eingriffe weniger problematisch, weil sie Wert auf bestimmte Details legen, etwa die Entfernung von Nagellack und Make-up, um Farbveränderungen der Haut während der Operation beobachten zu können; außerdem prüfen sie, ob Ihre Zähne fest sitzen, ob Sie Ihre Kontaktlinsen entfernt haben und so weiter.

Falls bereits eine Periduralanästhesie erfolgt ist, wird diese aufgefrischt. Falls nicht, werden Sie gebeten, sich auf die linke Seite zu legen und die Knie anzuziehen oder sich seitlich auf den Untersuchungstisch zu setzen, die Füße auf einen Hocker zu stellen und die Ellbogen auf die Knie zu stützen. Dann wird eine Stelle an Ihrem Rücken mit einer antiseptischen Lösung bepinselt und eine Nadel zwischen zwei Wirbeln eingeführt, durch die entweder eine Periduralanästhesie oder – eher wahrscheinlich – eine Spinalanästhesie erfolgt. Die Spinalanästhesie wirkt im Allgemeinen schneller. Nach und nach werden Ihre Beine und Ihr Unterleib taub und schmerzunempfindlich. Falls Sie eine Vollnarkose bekommen, wird das Narkotikum durch den intravenösen Tropf zugeführt und Sie schlafen innerhalb weniger Sekunden ein. Sobald Sie das Bewusstsein verloren haben und Ihre Muskeln erschlaffen, führt der Anästhesist einen Schlauch durch den Mund in Ihre Luftröhre ein, um Ihre Atmung zu kontrollieren.

Unabhängig von der Narkoseart wird die OP-Schwester Ihren Bauch nun mit einer antiseptischen Lösung bepinseln. Anschließend wird die Haut mit sterilen Tüchern und Plastikstoff abgedeckt. Weitere Tücher werden dann über eine Stange oberhalb Ihrer Brust drapiert, damit Sie die Operation nicht sehen können.

Wenn der Chirurg erscheint

Der Chirurg wird in der Regel von ein bis zwei Helfern unterstützt, während eine Schwester und häufig auch ein Kinderarzt bereitstehen, um das Baby in Empfang zu nehmen. Heute dürfen auch der Vater, eine Freundin oder Verwandte der Mutter oder eine Doula (Geburtsbegleiterin) mit in den OP-Saal (bekleidet mit OP-Kittel, Mundschutz und Überschuhen).

Zwar werden Sie ein Zerren oder einen gewissen Druck wahrnehmen, während das Baby aus Ihrer Gebärmutter geholt wird, Sie sollten aber keine Schmerzen verspüren. Falls Sie eine örtliche Betäubung erhalten haben, wird Ihnen Ihr Baby meist während der Operation gezeigt. Vielleicht kann es auch mit etwas Unterstützung an Ihre Schulter gebettet bei Ihnen liegen. Sollte der Chirurg die Gebärmutter zum Nähen aus dem Bauch geholt haben, sind unter Umständen leichte Schmerzen spürbar, sobald sie wieder in den Bauch zurückgelegt wird.

Wie bei jeder Unterleibsoperation besteht die Gefahr, dass sich das Blut in den Venen der Beine und des Beckens staut. Wichtig ist daher, die Bildung eines Blutgerinnsels zu verhindern (eine tiefe Venenthrombose), weil ein Teil eines solchen Gerinnsels über die Blutgefäße in die Lungen geraten kann. Zwar ist eine solche Komplikation heute nach einem schnellen Kaiserschnitt extrem selten, gleichwohl sollte man die guten alten Gepflogenheiten beherzigen. Nach der Operation werden Sie deshalb aufgefordert, so bald wie irgend möglich Ihre Beine zu bewegen und um Ihr Bett herumzugehen. Bei mir ist es zudem üblich, die Beine der Mutter noch auf dem OP-Tisch mit einer elastischen Spezialbinde zu bandagieren. Außerdem habe ich Anfang der 70er-Jahre damit begonnen, bei übergewichtigen Frauen mit Krampfadern während der Operation »Slendertone« einzusetzen. Dank der elektrischen Stimulation durch dieses Gerät, ist für ständige Muskelkontraktionen in den Beinen gesorgt, die das Blut zurück zum Herzen pumpen.

Wie viel Zeit Sie nach dem Eingriff im Aufwachraum und auf der Station verbringen, hängt weitgehend von den Gepflogenheiten in Ihrem Krankenhaus ab.

Sofern das OP-Team die Wundhaken sanft und manuell gehandhabt hat, brauchen die meisten Frauen keine Schmerzmittel nach dem Kaiserschnitt. In den ersten Tagen nach der OP ist in erster Linie darauf zu achten, dass der Hautkontakt zwischen Ihnen und Ihrem Baby so wenig wie möglich gestört wird.

16 Was die Mütter sagen

Die Berichte von Frauen über ihre Erlebnisse während der Geburt – ob nun per Kaiserschnitt oder auf natürlichem Wege – könnten ganze Bibliotheken füllen.

Meine Aufgabe ist es nicht, die Meinung der Frauen wiederzugeben. Zahllose Mütter haben das bereits selbst getan. Als Sarah Clement, die selbst durch Kaiserschnitt entbunden hat, ihr Buch *The Caesarean Experience* vorbereitete, konnte sie auf 200 ausgefüllte Fragebögen und Niederschriften anderer Frauen zurückgreifen.[1] Michele Moore, Ärztin und »Kaiserschnittmutter«, und Caroline de Costa, Geburtshelferin und siebenfache Mutter, bereicherten ihr Buch zum Thema Kaiserschnitt ebenfalls mit Berichten aus erster Hand.[2] Auch auf speziellen Websites findet man Erfahrungsberichte betroffener Frauen. Und neben zahlreichen amerikanischen Chatrooms gibt es unter anderem auch deutsche Diskussionsforen (zum Beispiel www.zappybaby.de und www.gyn.de).

Ich persönlich habe unzählige mündliche Kommentare zu Kaiserschnittgeburten aus ganz unterschiedlichen historischen und kulturellen Kontexten gehört. Es ist schwierig, den Standpunkt einer algerischen Dorfbewohnerin, deren Baby in den 50er-Jahren durch Notoperation gerettet wurde, mit der Ansicht einer Londoner Karrierefrau zu vergleichen, die sich zu Beginn des 21. Jahrhunderts für einen Wunschkaiserschnitt entschieden hat. Ebenso problematisch ist es, die Meinung einer Marokkanerin und einer Brasilianerin gegenüberzustellen. Die eine sieht sich selbst nicht als »echte Frau« an, so lange sie keine Geburt »von unten« zustande gebracht hat. Die andere gehört einer »Pro-Kaiserschnitt-Kultur« an, in der die Entbindung »von oben« unter Umständen als Statussymbol gilt. Je mehr wir auf das hören, was die Mütter sagen, desto deutlicher wird die grenzenlose Vielfalt der Kaiserschnitterfahrungen.

Sogar in den Fällen, in denen nach langen Wehen und Geburtsstillstand der Kaiserschnitt inzwischen schon als Standardverfahren eingesetzt wird, unterscheiden sich die Gefühle und Reaktionen der Mütter beträchtlich voneinander. Zum Beispiel werten manche Frauen den Kaiserschnitt als Ende eines Traums, als Enttäuschung oder als Zeichen von Schwäche. Andere erleben das gleiche Szenario als durchaus positiv. So berichtet Sarah Clement in ihrem Buch von einer Mutter, die sagt: »Wenn jemand den Kaiserschnitt als Möglichkeit erwähnte, war das ein Licht am Ende des Tunnels – der einzige Weg, etwas zu Ende zu bringen, in dem ich zu ertrinken drohte.« Offensichtlich wurde in diesem Fall der Kaiserschnitt als Rettung angesehen und begrüßt. Ich selbst habe unter vergleichbaren Umständen miterlebt, dass Frauen erklärten, sie würden das Gefühl nicht los, ein Kaiserschnitt sei eine Art »Mogeln«. Diese Frauen waren fest entschlossen, beim nächsten Baby vaginal zu entbinden. Wenn das gelingt, zählen sie zu den glücklichsten und redefreudigsten Müttern. In dem historisch orientierten Buch von Nancy Wainer Cohen und Lois Estner[3] und in den von Lynn Baptist Richards veröffentlichten Geburtsberichten[4] erklären diese Frauen, sie fühlten sich »ganz«, »normal«, »wieder weiblich«, »gestärkt« und »geheilt«.

Superlative

Die meisten veröffentlichten Sammlungen von Geburtsgeschichten sind ganz bestimmten Aspekten gewidmet. Zum Beispiel geht es um vaginale Entbindungen nach einem Kaiserschnitt oder um Geburten, die in derselben Entbindungsstation stattfanden.[5] Neben diesen Büchern sticht Sylvie Donnas Werk besonders hervor. Die dreifache Mutter hat ihre Kinder in drei verschiedenen Umgebungen zur Welt gebracht und dabei Geburtsgeschichten aus äußerst unterschiedlichen Kontexten gesammelt. Dadurch werden Vergleiche und allgemeine Schlussfolgerungen möglich.[6] Viele mündlich mitgeteilte Berichte finden hier Bestätigung. Im Allgemeinen gebrauchen nur Frauen, die spontan vaginal entbunden haben, *Superlative*, wenn sie von ihren Geburtserfahrungen erzählen. Meine Mutter sagte immer wieder, dass sie in ihrem Leben nie eine solche Freude erlebt habe wie am Tag meiner Geburt.

Diese Geschichten stehen nicht im Widerspruch zu wissenschaftlichen Untersuchungen. Forscher aus Melbourne haben 272 Frauen, die ihr erstes Kind erwarteten, am Ende ihrer Schwangerschaft befragt.[7] Die Interviews waren mit Tests gekoppelt, mit denen Selbstwertgefühl und Stimmung eingeschätzt wurden. Nach der Geburt wurden Befragung und Test wiederholt. Frauen, die spontan vaginal entbunden hatten, erlebten zwischen dem Ende der Schwangerschaft und der Zeit nach der Geburt meist eine deutliche Verbesserung von Stimmung und Selbsteinschätzung. Nach einem Kaiserschnitt war hingegen eher ein Stimmungsabfall und eine Verminderung des Selbstwertgefühls zu beobachten. Eine solche Studie sollte in einem kaiserschnittfreundlichen Milieu wie in Schanghai oder São Paulo wiederholt werden. Denn das Selbstwertgefühl sagt etwas über die Liebe zu sich selbst aus. Und Mütter werfen damit Fragen über die Zukunft der Liebe auf.

17 Der Damm und die Geburt

Die Beschäftigung mit dem Damm steht im Mittelpunkt der Debatte um den Kaiserschnitt »à la carte«.

Von den vielen Geburtshelferinnen, die sich bei der Geburt der eigenen Kinder für einen Wunschkaiserschnitt entschieden, erklärten vier von fünf, das Risiko einer Dammverletzung sei ihre Hauptsorge.[1] Ganz allgemein spielt die Angst vor einem Vaginalriss eine wichtige Rolle bei der Scheu vor einer natürlichen Entbindung.

Durch den »prophylaktischen Kaiserschnitt« – wie Mediziner ihn nennen – versucht man unter anderem, Schädigungen des Beckenbodens zu vermeiden, die zu Harn- oder Darminkontinenz, verminderter sexueller Sensibilität und Organvorfällen führen können.

Im Zeitalter des Kaiserschnitts auf Verlangen muss die Debatte ins rechte Verhältnis gerückt werden. Die Risiken der Harn- und Darminkontinenz bei Frauen, die vaginal entbunden haben, sind ernst zu nehmen und gut dokumentiert.

Veröffentlichte Fakten

Im Rahmen einer norwegischen Umfrage unter über 15 000 Frauen derselben Gemeinde ergab sich, dass das Risiko einer Stress-Harninkontinenz bei Frauen, die vaginal entbunden haben, bei 12,2 Prozent liegt, nach Kaiserschnittentbindungen bei 6,9 Prozent und bei kinderlosen Frauen bei 4,7 Prozent.[2] Die Schutzwirkung der Schnittentbindung bei Zwillings- und Mehrlingsgeburten wurde allgemein bestätigt.[3]

Frauen sprechen selten von sich aus über Darminkontinenz. Doch eine Umfrage unter 242 Müttern, die vaginal geboren hatten, ergab, dass 12 von ihnen (ohne erkennbaren Dammriss) noch ein Jahr nach der Geburt Stuhlgang und Winde nicht mehr kontrollieren konnten.[4] Ähnliche Ergebnisse erbrachte eine Erhebung unter 1 667 Frauen, die innerhalb von sechs Monaten im selben Krankenhaus entbunden hatten. 6 Prozent dieser Frauen berichteten über eine Stuhlinkontinenz, die mit dieser oder einer vorherigen Geburt zusammenhing.[5]

Aus der umfangreichen Literatur über Dammschädigungen infolge der Geburt können wir schließen, dass unter diesem Gesichtspunkt *das gefährlichste Szenario eine Zangengeburt nach langen, kräftezehrenden Wehen* ist. Das ergibt sich aus einer britischen Studie über die Folgen eines Dammrisses. Über 8 000 Frauen, die vaginal geboren hatten, wurden in die Erhebung einbezogen.[6] Inzwischen ist erwiesen, dass ein Dammschnitt einen solchen Riss nicht verhindern kann und eine Saugglocke für den Damm nicht so gefährlich ist wie die Zange. Das ist auch das Hauptresultat einer australischen Erhebung, die mit Hilfe einer 3D-Ultraschalltechnik (translabial ultrasound) die Auswirkungen von Entbindungen auf die »Mobilität« der Organe im Becken untersuchte.[7] Die Forscher maßen insbesondere die Senkung des Blasenhalses, wenn die Frau gebeten wird, mit geschlossenem Mund und zugehaltener Nase heftig auszuatmen. Der Mittelwert, der sich hier ergab, ist nach einer Zangengeburt mit 14,5 mm auffallend hoch, während sich bei der Saugglocke 9 mm ergaben, nach einer normalen vaginalen Entbindung 7,2 mm, nach einem Kaiserschnitt im zweiten Stadium der Geburt 4 mm und nach einem Kaiserschnitt im ersten Stadium 2,6 mm.

Die Stuhlinkontinenz nach einer Geburt wird inzwischen unter verschiedenen neuen Aspekten untersucht. Nervenverletzungen werden anhand elektromyographischer Untersuchungen beurteilt, die den Prozess der Denervation (Nervendurchtrennung) und Nervenregeneration des Schließmuskels demonstrieren.[8] Durch eine endoskopische Ultraschalltechnik (die anale Endosonographie) ließ sich nachweisen, dass 35 Prozent der Mütter nach der Geburt des ersten Kindes Verletzungen des Schließmuskels erlitten hatten.[9]

Interpretationen

Diese harten Fakten müssen ins rechte Verhältnis gesetzt werden. Erstens ist der norwegischen Studie zufolge die Schutzwirkung des Kaiserschnitts im Hinblick auf die Harninkontinenz im Alter von 50 Jahren nicht mehr erkennbar, da bei älteren Frauen kein Zusammenhang zwischen Inkontinenz und Geburtsmethode mehr nachzuweisen ist. Was die Verletzung des Damms und der Analphysiologie betrifft, ist ein Schutz durch Schnittentbindung nur erkennbar, wenn der Eingriff erfolgt, bevor der Muttermund 8 cm geöffnet ist.[10]

Noch wichtiger ist aber, dass diese Studien samt und sonders an großen konventionellen Krankenhäusern durchgeführt wurden. In solchen »Anstalten« werden jedoch die Grundbedürfnisse gebärender Frauen in der Regel ignoriert und die physiologischen Prozesse im höchsten Maße gestört.

Bei dem Versuch, in Einklang zu bringen, was ich im Zuge meiner Erfahrungen mit Krankenhausentbindungen und mit Hausgeburten gelernt habe, bin ich zu der Überzeugung gelangt, dass der beste Schutz für den Damm darin besteht, so wenig wie möglich vom physiologischen Modell abzuweichen, denn auf diese Weise können ernste Rissverletzungen verhindert werden. Mit anderen Worten, es geht darum, Bedingungen für einen echten Fötusejektionsreflex zu schaffen.[11, 12]

Ich werde häufig gebeten, den Unterschied zwischen dem Fötusejektionsreflex und dem Reflex zu erklären, der durch den Druck von Kopf (oder Po) des Babys auf die Dammmuskulatur ausgelöst wird.[13] Ein echter Fötusejektionsreflex kann einsetzen, lange bevor Kopf oder Po auf den Geburtskanal drücken, aber auch lange danach. Er kann vor der vollständigen Öffnung des Muttermunds erfolgen oder danach. In der Regel stellt er sich aber überhaupt nicht ein, weil die Grundvoraussetzung völlige Ungestörtheit ist. Bei Hausgeburten ist mir dieser »Reflex« durch die Laute vertraut, die die Frau dabei ausstößt. Während ich das Fortschreiten der Geburt vom Nebenzimmer aus verfolge und der Ehemann oder Partner unterdessen beim Einkaufen ist, fühlt sich die Frau in der Regel ganz ungestört, und nur eine erfahrene, mütterliche, *schweigsame* und zurückhaltende Doula (Geburtsbegleiterin) ist bei ihr. Während des »Reflexes« ist eine kurze Abfolge unwillkürlicher, unkontrollierbarer Kontraktionen auszumachen, die keinen Raum für kontrollierte Bewegungen lassen; die Gebärende nimmt dabei oft völlig unerwartete Haltungen ein (häufig asymmetrisch und vornübergebeugt).

Ich habe diesen Reflex als Folge einer spektakulären Verminderung der Aktivität des Neokortex (und damit des bewussten Denkens) interpretiert, welche die Freisetzung eines komplexen Hormoncocktails ermöglicht. Dass hier in starkem Maße Hormone der Adrenalinfamilie beteiligt sind, lässt sich aus der jäh auftretenden Angst schließen (häufig tritt für sehr kurze Zeit Todesangst auf),[14] die den Kontraktionen vorangeht, und aus dem plötzlichen Bedürfnis, nach etwas zu greifen und in eine aufrechte Position zu gehen. Die beste Methode, den Fötusejektionsreflex zu erleichtern, besteht darin, diese überraschenden Angstäußerungen (»Töte mich ... Lass mich sterben« und so weiter) als solche entsprechend zu deuten, ohne allerdings einzugreifen: Beruhigende vernünftige Äußerungen – das heißt eine Stimulierung des Neokortex – würden den Reflex behindern. Dass große Mengen an Oxytozin ausgeschüttet werden, steht natürlich in Zusammenhang mit der plötzlichen Stärke und Wirksamkeit der Gebärmutterkontraktionen.

Wir dürfen nicht vergessen, dass der Begriff »Fötusejektionsreflex« ursprünglich von Niles Newton geprägt wurde, als sie die Faktoren untersuchte, die bei Mäusen die Geburt beeinflussen,[15] das heißt bei Säugetieren, die nicht über einen so ausgeprägten Neokortex verfügen wie wir. Der Reflex tritt auch bei Menschen auf, vorausgesetzt, die Aktivität des Neokortex wird drastisch reduziert. Man kann in diesem Zusammenhang auch von einer »animalischen Macht der Geburt« sprechen.

Es wird sogar von einem Fall berichtet, bei dem ein starker Fötusejektionsreflex durch ein Glas Champagner ausgelöst wurde. Das war um das Jahr 1980 im Krankenhaus von Pithiviers. Eine Frau mit leichten Wehen lag in einem Doppelzimmer. Ihre Zimmergefährtin, die gerade die Geburt ihres Babys feierte, reichte ihr ein Glas Champagner. Die unvermutete Folge war eine Serie so jäher, intensiver Kontraktionen, dass das Kind noch auf dem Weg ins Entbindungszimmer zur Welt kam. Meine Interpretation war, dass die Bläschen des Champagners die Absorption des Alkohols derart beschleunigten, dass sofort eine Wirkung auf die Hirnaktivität eintrat. Andere Weinsorten hätten vielleicht nicht denselben durchschlagenden Effekt erzielt. Jedenfalls ist vielfach bestätigt worden, dass Champagner tatsächlich die Hemmschwelle sinken lässt, wenn es darum geht, eine erotische, zwanglose Atmosphäre zu schaffen. Unlängst lernte ich Dominique Marquette kennen, eine Hebamme, die Hausgeburten betreut und aus Epernay stammt, dem berühmten Weinort im Herzen der Champagne. Bei der Vorbereitung für eine Hausgeburt regt sie immer an, eine Flasche Champagner kalt zu stellen – offiziell mit der Begründung, die Geburt anschließend zu feiern. Aber hin und wieder, wenn die Atmosphäre wenig entspannt ist, bietet sie der Frau in den Wehen auch ein Gläschen an, um die Hemmschwelle zu senken. Diese Anekdoten erwähne ich, um die Natur dieses Reflexes besser zu verdeutlichen. Daraus folgt jedoch nicht, dass man Gebärenden grundsätzlich ein Glas Champagner anbieten sollte!

Nach einem echten, ungestörten Fötusejektionsreflex musste ich noch nie einen Dammriss nähen. Einer der vielen Gründe liegt wahrscheinlich darin, dass die Mutter sich häufig nach vorne beugt und zum Beispiel in der Vierfüßerstand geht. In dieser Haltung funktioniert der Mechanismus der Scheidendehnung anders als in anderen Positionen. Erstens öffnet sich der vordere Teil der Scheide schneller; dann wird die Beugung des Kopfes verzögert, und wenn das Gesicht austritt, liegt das Kinn eher seitlich. Bei dieser Gelegenheit sei erwähnt, dass ich, wenn es zufällig doch zu einem gutartigen Riss kommt (in der Regel, weil es keinen echten Fötusejektionsreflex gegeben hat), gar nicht nähe. Wenn die Mutter in den ersten vierzehn Tagen ihre Beine nicht spreizt (es unterlässt, den Damm zu betrachten, Lotushaltung, Schneidersitz und Ähnliches meidet), dann verheilt die Narbe in aller Regel perfekt.

Einer der Vorteile des Begriffs Fötusejektionsreflex ist, dass er Ähnlichkeiten mit anderen Bereichen unseres Geschlechtslebens unterstreicht. Wie Niles Newton hervorhob,[16] werden Milchflussreflex, Spermaejektionsreflex und Fötusejektionsreflex jeweils von einer jähen, explosionsartigen Oxytozinausschüttung begleitet. Diese Oxytozinfreisetzung ist jedoch immer stark von Umweltfaktoren abhängig.

Angesichts der Sorge um die Unversehrtheit des Damms erscheint der geplante Kaiserschnitt nur sinnvoll, solange die Bedingungen für den Fötusejektionsreflex noch nicht verstanden wurden und solange lediglich die Kriterien des 20. Jahrhunderts berücksichtigt werden. Die Sachlage stellt sich völlig anders dar, wenn wir die Kriterien des 21. Jahrhunderts einführen, und insbesondere, wenn wir in Betracht ziehen, dass die wissenschaftliche Erforschung der Liebe zu den entscheidenden Aspekten der gegenwärtigen wissenschaftlichen Revolution gehört.

18 Entweder … oder …

Zukunftsorientierte Strategien

Wenn man die vorläufigen Lektionen über die wissenschaftliche Erforschung der Liebe gelernt hat und die Gesamtheit Zivilisation in seinem Denken berücksichtigt, liegt die Basis künftiger Strategien auf der Hand. *Das Ziel sollte sein, dass so viele Frauen wie möglich dank eines ungehinderten Ausstoßes von Liebeshormonen vaginal gebären können.*

Allerdings sollte die erste Sorge keineswegs darin bestehen, die Kaiserschnittrate zu senken: Das wäre gefährlich, wenn nicht ein anderer Schritt vorangeht. Dieser Schritt muss darin bestehen, bessere Kenntnisse über die Geburtsphysiologie zu vermitteln und insbesondere ein besseres Verständnis für die Grundbedürfnisse von Gebärenden zu entwickeln.

Wenn in Krankenhäusern die Parole ausgegeben wird, die Kaiserschnittrate zu senken, hat das in der Regel zur Folge, dass die Zahl der schwierigen Vaginalentbindungen und der gefährlichen Notoperationen in letzter Minute zunimmt. Genau das sollten wir im Zeitalter des sicheren Kaiserschnitts jedoch vermeiden. Mir liegen viele Berichte aus neuerer Zeit über Entbindungen vor, bei denen das Geburtshilfeteam »alles« versucht hat, um einen Kaiserschnitt zu vermeiden: intravenöse Verabreichung von synthetischem Oxytozin, Periduralanästhesie und schließlich entweder eine Zangengeburt mit Dammschnitt oder sogar ein Kaiserschnitt nach dem vergeblichen Einsatz der Zange. Geburtszangen gehören meines Erachtens jedoch ins Museum. Ich habe eine solche Zange zuletzt im Februar 1965 benutzt.

Die vielen Gründe, warum man den Wunschkaiserschnitt weitestgehend vermeiden sollte, haben wir bereits erörtert. Wenn ein Kaiserschnitt vor Einsetzen der Wehen angesetzt wird, dann besteht die Gefahr, dass das Baby – und insbesondere seine Lunge – nicht voll ausgereift ist. Die Hormone, die Mutter und Kind während der Wehen ausschütten, tragen erst zur vollständigen Reifung der Lunge bei. Das erhöhte Risiko von Erkrankungen der Atemorgane ist hinreichend belegt. In der Regel kann man bei einem Kaiserschnitt vor Einsetzen der Wehen davon ausgehen, dass der Fötus nicht an der Auslösung der Wehen beteiligt ist. Überdies konnte er sein eigenes Stresshormon-System noch nicht aktivieren. Schwierigkeiten beim Stillen treten eher auf als nach einem Eingriff während der Wehen. Außerdem stehen die Chancen für eine erfolgreiche Vaginalgeburt nach einem Kaiserschnitt offenbar besser, wenn die Operation während der Wehen durchgeführt wurde.

Letztlich müssen wir uns auf eine zweigleisige Strategie einstellen, die von *zwei unterschiedlichen Szenarien* ausgeht. *Entweder* die Geburt verläuft komplikationslos auf dem vaginalen Weg; obwohl Geburten seit mehreren Generationen unter medizinischer Aufsicht im Krankenhaus stattfinden, wird dies an dem Tage zum Normalfall werden, an dem die Bedeutung der Privatsphäre und die Gründe für den authentischen Hebammenbeistand wiederentdeckt werden. *Oder* die Geburt verläuft allem Anschein nach nicht schnell und unkompliziert. Dann sollte in aller Ruhe ein Kaiserschnitt während der Wehen durchgeführt werden – nicht zu verwechseln mit einer Notoperation in letzter Minute. Es kommt nur darauf an, während der ersten Wehenphase früh genug zu entscheiden, ob die Indikation für einen Kaiserschnitt vorliegt. Dazu brauchen wir neue Testmethoden, die sich für die Strategien des 21. Jahrhunderts eignen. Zu diesem Zweck wurden bereits diverse Punktesysteme entwickelt, durch die anhand einer Vielzahl von Kriterien kurz nach dem Einsetzen der Wehen festgestellt werden kann, ob ein Kaiserschnitt anzuraten ist.[1]

Der Unterwassertest

Der Unterwassertest ist ein gutes Beispiel für ein Verfahren, das auf die zukünftigen Strategien zugeschnitten ist. Diesem Test liegt eine einfache Tatsache zugrunde. Wenn sich eine Frau mit starken Wehen in eine Wanne mit körperwarmem Wasser begibt, ist meist innerhalb von ein bis zwei Stunden eine auffallend rasche Weitung des Muttermunds zu beobachten. Falls eine bereits vorangeschrittene Öffnung trotz des Bades in ungestörter Privatsphäre (keine Kamera!) und bei gedämpftem Licht stabil bleibt, kann man davon ausgehen, dass ein größeres Geburtshindernis besteht. Dann gibt es keinen Grund für weitere Verzögerungen. Am besten führt man dann sofort – solange noch keine Notsituation eingetreten ist – einen Kaiserschnitt während der Wehen durch.

Bis Mitte der 70er-Jahre setzte ich eine von mir als Lumbalreflextherapie bezeichnete Methode ein, ein Test, der so früh wie möglich Aufschluss darüber gibt, ob ein Kaiserschnitt notwendig ist. Die Technik ist denkbar einfach. Der Frau werden zu beiden Seiten des Rückgrats ein, zwei intrakutane Injektionen mit sterilem Wasser in den Rücken verabreicht, und zwar unterhalb der Rippen in Höhe der Vertiefung zwischen den Muskeln. Dabei entstehen kleine Pusteln wie nach der Berührung durch Brennnesseln.[2] Eine solche Reflextherapie ist sinnvoll, sobald der Muttermund 5 cm geöffnet ist und wenn die Wehen Schmerzen im unteren Rücken auslösen. Nachdem sich die Rückenschmerzen gelegt haben, sind die Wehen in der Regel nur noch oberhalb des Schambeins spürbar, während sich der Muttermund zusehends weitet. Falls die Dehnung nicht voranschreitet, ist davon auszugehen, dass die Lage des Kindes ein Geburtshindernis darstellt.

Nachdem wir seit Ende der 70er-Jahre eine Gebärwanne auf unserer Entbindungsstation hatten, wurde die Lumbalreflextherapie kaum noch angewandt.

Anfang der 80er-Jahre hatte ich die Gründe für die Einführung einer solchen Gebärwanne in Pithiviers bereits in einem konventionellen medizinischen Fachjournal dargelegt.[3] Ich schilderte dabei auch deren typischen Einsatz.

> Wir reservieren die Wanne für Frauen, die besonders schmerzhafte Wehen haben (insbesondere Schmerzen im unteren Rücken) und bei denen die Öffnung des Gebärmuttermunds 5 cm nicht überschreitet. Unter diesen Umständen werden häufig Schmerzmittel verlangt. In den *meisten Fällen* weitet sich der Muttermund nach ein bis zwei Stunden im Wasser vollständig …

Damals konnte ich nur auf die *meisten Fälle* verweisen. Anschließend analysierte ich die Folgen bei den wenigen Fällen, in denen die Öffnung nach ein bis zwei Stunden im Bad nicht voranschritt. Dabei wurde mir klar, dass letztlich immer ein Kaiserschnitt notwendig wurde, und zwar häufig, nachdem die erste und zweite Phase der Geburt langwierig und schwierig verlaufen war. So kam es, dass ich künftig stillschweigend den, wie ich ihn später nannte, Unterwassertest mit berücksichtigte.

In letzter Zeit habe ich gelegentlich den Unterwassertest bei Informationsveranstaltungen für Doulas erwähnt. Im Rahmen dieser Veranstaltungen habe ich auch mehrere Berichte über Geburten in Londoner Krankenhäusern verfolgt. Es liegt auf der Hand, dass häufig lange und schwierige Wehen, begleitet von den üblichen Medikamenten, die vor der Entscheidung für den Notkaiserschnitt verabreicht werden, hätten vermieden werden können, wenn der Unterwassertest richtig interpretiert worden wäre. Eines dieser Beispiele ist besonders bezeichnend. Eine Frau kam mit starken Wehen in Begleitung ihrer Doula auf die Entbindungsstation und man stellte fest, dass der Muttermund bereits deutlich geweitet war. Kurz darauf stieg sie in die Gebärwanne. Über eine Stunde später war die Öffnung des Gebärmuttermunds immer noch nicht vorangeschritten. Die Doula – die den Unterwassertest kannte – war überzeugt, dass diese Frau nicht gefahrlos auf vaginalem Weg entbinden konnte. Schließlich wurde ein leitender Arzt hinzugezogen, der eine Stirnlage feststellte. Eine Stirnlage, die zu Beginn der Wehen schwer zu diagnostizieren ist, macht eine vaginale Entbindung unmöglich. In diesem Fall wusste die Doula bereits, dass ein Kaiserschnitt unvermeidlich war, auch wenn sie den Grund nicht nennen konnte.

Der Unterwassertest setzt voraus, dass vor dem Bad eine Vaginaluntersuchung vorgenommen wurde, damit, falls nötig, nach ein bis zwei Stunden ein Vergleich möglich ist. Dieses Detail ist in der Praxis wichtig, weil Hebammen, die mit ungestörten, unangeleiteten Geburten im Halbdunkel zu tun haben, wo Ruhe und Privatsphäre gewahrt werden, in der

Regel nicht darauf angewiesen sind, den Geburtsverlauf anhand der Öffnung des Muttermunds zu beurteilen.

Interpretationen

Heute können wir mit Hilfe eines physiologischen Szenarios erklären, warum der Aufenthalt im Wasser bei Körpertemperatur *die Intensität der Wehen nur für einen begrenzten Zeitraum steigert.* Sobald eine Frau mit starken Wehen in die Gebärwanne steigt, lassen die Schmerzen nach, und damit sinkt der Pegel der Stresshormone. Weil Stresshormone und Oxytozin antagonistisch wirken, wird *kurzfristig* ein hohes Oxytozinniveau erreicht und damit eine auffällige Öffnung des Muttermunds.

Danach tritt eine langfristige komplexe Reaktion ein, durch die das Blutvolumen neu verteilt wird. Beim Eintauchen ins Wasser ist stets zu beobachten, dass mehr Blut in die Brust gelangt.[4] Wenn das Blutvolumen dort steigt, wird durch spezialisierte Zellen in der Vorkammer des Herzens das Hormon ANP (atriales natriuretisches Peptid) freigesetzt, das die Aktivität der Hirnanhangdrüse beeinflusst.[5] Wir alle können die Auswirkungen einer verminderten Tätigkeit der Hirnanhangdrüse beobachten, wenn wir eine Weile gebadet haben: Wir scheiden mehr Urin aus. Das bedeutet, dass die Ausschüttung von Vasopressin – das Hormon, das die Urinausscheidung hemmt – reduziert wird. Diese Verkettung von Ereignissen ist wissenschaftlich noch nicht vollständig erforscht.[6] Unlängst wurde jedoch festgestellt, dass Oxytozin *– das Liebeshormon – Rezeptoren im Herzen(!) hat* und dass es überdies die ANP-Ausschüttung regulieren kann.[7]

In der Praxis müssen wir uns in Erinnerung rufen, dass die Oxytozin-Höchstwerte unmittelbar nach dem Eintauchen ins warme Wasser einen Feedback-Mechanismus auslösen, sodass die Gebärmutterkontraktionen nach ein bis zwei Stunden wieder schwächer werden.

Einfache Empfehlungen

Sämtliche Empfehlungen, die im Zusammenhang mit der Gebärwanne wichtig sind, hängen mit dieser doppelten Reaktion auf das Eintauchen ins Wasser zusammen.

Die erste praktische Empfehlung betrifft den Zeitpunkt, zu dem die Gebärende in die Wanne geht und dem größte Bedeutung beigemessen werden muss. Erfahrene Hebammen verfügen über zahlreiche Tricks, um das Bad so lange hinauszuzögern, bis die Öffnung des Muttermundes 5 cm beträgt. Zum Beispiel kann die Hebamme der Frau vorschlagen, unter die Dusche zu gehen, wo sie meist völlig ungestört ist. Eine im *British Medical Journal* veröffentlichte Umfrage belegt eindeutig, dass viele Frauen zu lange in der Wanne bleiben. Der Grund ist häufig darin zu suchen, dass sie ihr Bad nehmen, bevor die Öffnung 5 cm beträgt.[8]

Die zweite Empfehlung lautet, dass eine Unter-Wasser-Geburt nicht von vornherein geplant werden sollte. Wenn eine Frau ihr Kind unter Wasser bekommen möchte, kann sie zur Gefangenen ihres Plans werden und gerät vielleicht in Versuchung, in der Wanne zu bleiben, obwohl die Kontraktionen schwächer werden und damit die Gefahr besteht, dass sich die zweite und dritte Phase unnötig in die Länge ziehen. Ein solches Risiko besteht nicht, wenn die Unter-Wasser-Geburt auf eine Reihe kurzer unwiderstehlicher Wehen folgt. Im Allgemeinen sollten Frauen vermeiden, sich allzu genaue Vorstellungen vom Ablauf der Geburt ihres Babys zu machen.

Eine *dritte einfache Empfehlung im Hinblick auf die Wassertemperatur* darf nicht fehlen. Man kann leicht im Auge behalten, dass die Wassertemperatur niemals 37 Grad überschreiten darf (die Körpertemperatur der Mutter). Nach einem längeren heißen Bad (in einem Fall bei 39,7 Grad) trat in zwei Fällen der Tod des Neugeborenen ein.[9] Ein Erklärungsversuch lautet, dass der Fötus eine zu hohe Körpertemperatur erreicht hatte (sie liegt normalerweise um ein Grad höher als die der Mutter) und seinen erhöhten Sauerstoffbedarf nicht decken konnte. Der Fötus konnte die angestaute Hitze nicht abgeben.

Am Beginn einer neuen Phase in der Geschichte der Geburt lässt sich vorhersagen, dass, wenn diese kleine Zahl einfacher Empfehlungen berücksichtigt wird, der Einsatz der Gebärwanne – falls die Wehen schwierig verlaufen – sich durchaus mit dem Einsatz von Medikamenten messen kann, insbesondere mit der Periduralanästhesie und dem synthetischen Oxytozin. Manche Frauen brauchen Unterstützung, um geduldig den richtigen Zeitpunkt für das Bad abzuwarten, was sich als neuer Aspekt der Hebammenkunst erweisen kann; überdies kann damit erreicht werden, *dass eine wachsende Zahl von Frauen Liebeshormone während der Geburt ausschüttet.*

Pam England

Pam England ist die Autorin des einflussreichen Buches *Birth from Within.* Etwa eine Woche, nachdem sie ihren Sohn Luc zu Hause in New Mexico zur Welt gebracht hatte, verspürte sie das Bedürfnis, den animalischen Kräften während der Geburt Ausdruck zu verleihen. So entstand das Gemälde *The Lion Roars in Labor.* Ihr erstes Kind war durch Kaiserschnitt geboren worden. Im Jahr 1984, nach ihrer Schnittentbindung, kam sie nach Frankreich und besuchte mich in Pithiviers. Unlängst hielt sie ihre Erinnerungen an unser Gespräch und die Geburt ihrer Kinder fest:

Die wenigen Stunden, die wir im Oktober 1984 in Pithivier miteinander verbrachten, veränderten mein Leben für immer, und Jahre später, als ich mit dem »Löwenjungen« auf dem Gemälde schwanger war, erwies sich der schlichte Rat, den Sie mir gegeben hatten, als perfekt. Nachdem ich Ihnen die Geschichte meines Kaiserschnitts bei der ersten Entbindung erzählt hatte, fragte ich Sie um Rat, wie ich beim zweiten Mal eine normale Geburt zustande bringen könnte. Sie dachten einen Augenblick nach und sagten dann: »Schließen Sie sich im Badezimmer ein und lassen Sie niemanden rein, nicht einmal die Hebamme. Dann geht alles gut.« Mehr sagten Sie nicht. Ich weiß noch, dass ich damals dachte: »Das ist es! Das ist Ihr Rat? Ich habe Ihnen gerade mein traumatisches Geburtserlebnis erzählt und bin ganz aus dem Häuschen, und das ist alles, was Sie mir zu sagen haben?«

Ich habe Ihnen vertraut. Ich habe Ihren Rat befolgt und habe mich in einen Kokon im Dunklen Weiblichen begeben (was durch die dunklen Farben in der unteren Hälfte des Bildes symbolisiert wird). Die Hebamme tat genau das, worum ich sie gebeten hatte, nämlich nichts. Weil keinerlei Einmischung stattfand, habe ich gefühlsmäßig meinen Weg durch die Geburt gefunden, statt mich denkend vorwärts zu bewegen; es war, als ginge ich mit verbundenen Augen durch ein Labyrinth, in dem man sich nicht verirren

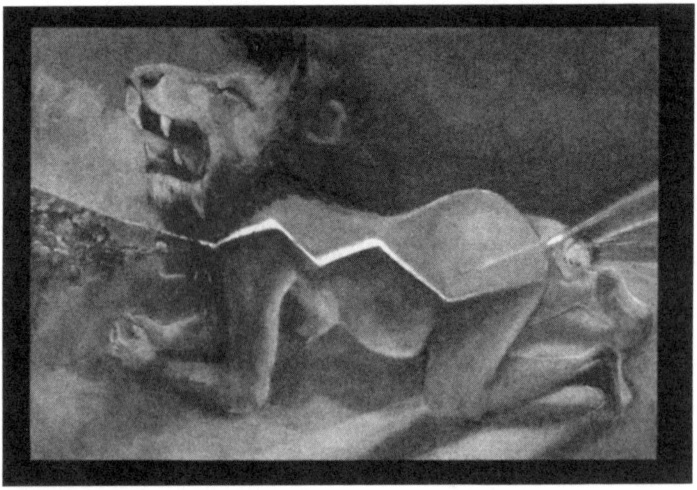

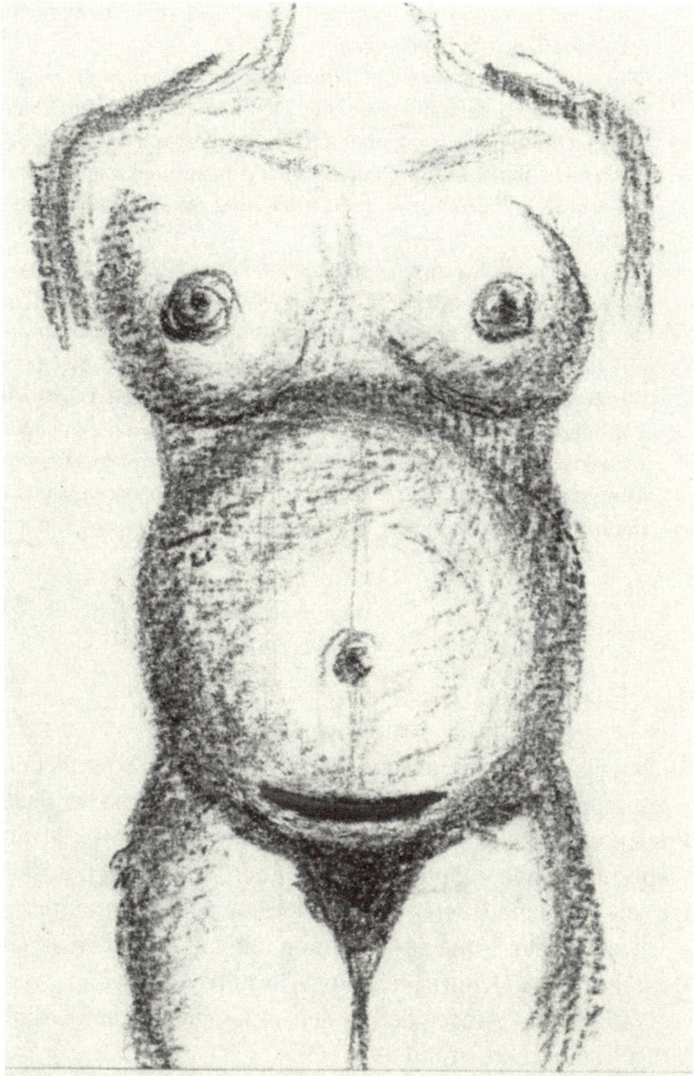

Oder … von oben.

kann, in dem man den Weg »erfühlen« und entschlossen sein muss, ins Zentrum zu gelangen.

Wie viele andere Frauen war ich vor meiner ersten Geburt zu gut informiert und doch unvorbereitet. Dennoch habe ich durch den Kaiserschnitt viel gelernt; aber ich wusste, dass ich die »Lektion« noch nicht abgeschlossen hatte. Als ich zum zweiten Mal schwanger wurde, nahm ich mir zu Herzen, was Sie den Frauen beibringen:

Ich versuchte, alles zu vergessen, was ich über Wehen und Geburt wusste. Ich begab mich in mein Lucy-Gehirn, ich begab mich in das Göttlich-Weibliche und gab alle Hoffnung und jede Kontrolle auf (auf dem Bild ist die ursprüngliche Lebenskraft, die mich durchwogte, durch die weiße Zickzacklinie symbolisiert). Als ich Luc herauspresste, krümmte ich den Rücken und »brüllte«; damals verspürte ich in mir die Wildheit eines brüllenden Löwen. Luc kam Minuten später zur Welt. Normal zu Hause zu gebären war für mich die Vervollständigung der »Lektion Geburt«. Danach war ich ein anderer Mensch.

19 Die Angstvorsorge

Stellen wir uns vor, eines der Hauptanliegen des öffentlichen Gesundheitswesens wäre es, dafür zu sorgen, dass so viele Frauen wie möglich dank der ungestörten Ausschüttung von Liebeshormonen vaginal gebären können. Stellen wir uns weiter vor, dass eine Übereinkunft über eine zukunftsorientierte »Entweder-oder-Strategie« bestünde, die auf einem besseren Verständnis der Geburtsphysiologie beruht.

Welche Änderungen ließen sich angesichts solcher Bedingungen sofort herbeiführen?

Man kann davon ausgehen, dass die Verminderung der Angst eine entscheidende Voraussetzung für den zügigen Verlauf der Wehen darstellt. Mit anderen Worten, je stärker eine schwangere Frau Angst auslösenden Reizen ausgesetzt wird, desto schwieriger wird die Geburt verlaufen. Geringstmögliche Angst ist auch die Vorbedingung für das optimale Wachstum und die bestmögliche Entwicklung des Babys im Mutterleib. Unsere Überlegungen müssen sich daher auf die Faktoren konzentrieren, die den Seelenzustand der Schwangeren beeinflussen können. Jeder hat schon von Frauen gehört, die nach einer Vorsorgeuntersuchung unruhig und besorgt waren. Es liegt auf der Hand, dass der vorherrschende Stil bei der Vorsorge – die unaufhörliche Konzentration auf potenzielle Probleme – einen so genannten »Nocebo-Effekt« nach sich zieht. *Nocebo-Effekt* meint hier einen negativen Effekt auf den Seelenzustand der Schwangeren und indirekt auch auf ihre Familie. Er tritt ein, wenn ein Arzt mehr Schaden als Nutzen anrichtet, indem er die Vorstellungskraft oder die Überzeugungen einer Patientin oder einer Schwangeren negativ beeinflusst.[1, 2, 3]

In einer idealen Welt

In einer idealen Welt müsste die *Hauptsorge von Ärzten* und anderen im Gesundheitswesen Tätigen darin bestehen, *das emotionale Befinden von Schwangeren zu schützen.* Anpassungsfähigen Menschen dürfte es nicht besonders schwer fallen, eine positive Haltung zu entwickeln und die zurzeit vorherrschenden Gewohnheiten abzulegen.

Moderne Frauen können während der Schwangerschaft kein ungetrübtes Glück genießen. Jede von ihnen hat mindestens einen Grund zur Sorge: »Ihr Blutdruck ist zu hoch« (oder zu niedrig), »Sie nehmen zu schnell zu« (oder zu langsam), »Sie leiden unter Blutarmut«, »Es könnte zu Blutungen kommen, weil wir eine Verminderung der Blutplättchen festgestellt haben«, »Sie leiden unter Schwangerschaftsdiabetes«, »Ihr Baby ist zu klein« (oder zu groß), »Sie haben zu viel Fruchtwasser« (oder zu wenig), »Die Plazenta sitzt tief«, »Sie sind 18, und Schwangerschaften während der Teenagerzeit sind mit besonderen Risiken verbunden«, »Sie sind 39, und bei Spätgebärenden ist mit bestimmten Risiken zu rechnen«, »Ihr Baby hat sich noch nicht mit dem Kopf nach unten gedreht«, »Der Rücken des Babys liegt rechts, dadurch wird die Geburt erschwert«, »Nach der Blutprobe zu urteilen, besteht das Risiko, dass Ihr Kind unter dem Downsyndrom leidet«, »Um das Risiko einer *Spina bifida* zu vermindern, hätten Sie zum richtigen Zeitpunkt Folsäure zu sich nehmen sollen«, »Sie sind nicht gegen Röteln geimpft«, »Sie sind rhesus-negativ«, »Wenn das Kind bis Mittwoch nicht kommt, müssen wir über eine Einleitung der Geburt nachdenken«, und so weiter. Ist es überhaupt noch möglich, eine »normale« Frau zu sein?

In derselben idealen Welt würde die werdende Mutter sich durch *eine ganz praktische Frage leiten lassen: »Was kann der Arzt/die Ärztin für mich und mein Baby tun?«* Wenn wir vom Regelfall einer Frau ausgehen, die weiß, dass sie schwanger ist und wann das Kind ungefähr gezeugt wurde, *dann würde die bescheidene Antwort lauten: »Nicht viel, es sei denn, er oder sie stellt eine schwere Behinderung fest und bietet eine Abtreibung an.«*

Ist ein Ende der medizinischen Vorsorge-*Routine* abzusehen?

In vielen Ländern sind etwa zehn Vorsorgeuntersuchungen üblich. Mit anderen Worten, die meisten Frauen haben zehnmal Gelegenheit, etwas über potenzielle Probleme zu erfahren. Bei jedem Arztbesuch wird ein ganzes Arsenal von Tests aufgeboten. Die Tradition der medizinischen Vorsorge beruht auf der Vorstellung, dass eine größere Zahl von Untersuchungen auch zu einem sicheren Ergebnis führt. Diese Vorstellung ist wissenschaftlich nicht untermauert. Aus diesem Grund müssen das Konzept der routinemäßigen Vorsorgeuntersuchung in der Schwangerschaft und die Anzahl der Arztbesuche auf den Prüfstand gestellt werden.

Bei britischen Untersuchungen konnte nicht bewiesen werden, dass ein später Beginn der Untersuchungen irgendwelche ungünstigen Folgen für Mutter oder Kind gehabt hätte;[4] auch ein Zusammenhang zwischen der Zahl der Arztbesuche und einer möglichen Eklampsie konnte nicht festgestellt werden.[5] Das wirft Zweifel auf, ob die zahlreichen Untersuchungen überhaupt sinnvoll sind. Im britischen Nationalen Gesundheitswesen ist die Zahl der Arztbesuche nicht so stark mit dem gesellschaftlichen Status verknüpft wie in den Vereinigten Staaten. Daher sind die Ergebnisse britischer Studien leichter zu interpretieren als die Resultate amerikanischer Untersuchungen.[6, 7]

Dennoch lohnt es sich, einen Bericht des US-Zentrums für Seuchenkontrolle (CDC) unter die Lupe zu nehmen. Es zeigte sich, dass Frauen, die außerhalb der Vereinigten Staaten geboren wurden, eher dazu neigten, spät mit den Vorsorgeuntersuchungen zu beginnen oder ganz darauf zu verzichten, als in Amerika geborene Frauen aus vergleichbaren gesellschaftlichen Gruppen. »Trotz dieser Tatsache« (oder vielleicht »wegen dieser Tatsache«) ist für die in Amerika geborenen Schwangeren das Risiko höher, dass sie ihr Kind zu früh oder mit zu geringem Geburtsgewicht zur Welt bringen. Aufschlussreich sind auch Studien, die unterschiedliche Terminpläne bei den Vorsorgeuntersuchungen vergleichen. Eine solche Untersuchung wurde in Kalifornien durch das Kaiser Permanente Medical Center durchgeführt.[8] An einer zweiten im Südosten Londons nahmen 2 794 Frauen teil.[9] Eine dritte Studie unter der Regie der Weltgesundheitsorganisation bezog 53 medizinische Zentren in Thailand, Kuba, Saudi-Arabien und Argentinien ein.[10] Keine dieser Untersuchungen konnte nachweisen, dass das herkömmliche Vorgehen mit zahlreichen Untersuchungen im Vergleich zu einem reduzierten Programm irgendwelche Vorteile bringt.

Außerdem stellt sich die Frage, ob Frauen, die während der Schwangerschaft häufiger den Arzt aufsuchen, leichter gebären als solche, die ganz auf die Untersuchungen verzichten. Eine Untersuchung über die Auswirkungen von Kokainkonsum auf den Geburtsverlauf ergab entgegen allen Erwartungen das Gegenteil.[11] Die Forscher berücksichtigten, dass ein Drittel der Kokainabhängigen keinerlei Vorsorgeuntersuchungen gehabt hatte. Um Vergleiche anstellen zu können, musste man die durchschnittliche Öffnung des Muttermunds bei nicht kokainabhängigen Frauen feststellen, die auf Vorsorgeuntersuchungen verzichtet hatten, und es stellte sich heraus, dass sie bei der Aufnahme im Krankenhaus mehr als 5 cm betrug.

Worum geht es bei der Vorsorgeuntersuchung?

Vor nicht allzu langer Zeit war der Hauptgrund für die erste Vorsorgeuntersuchung *die Feststellung der Schwangerschaft* und die Berechnung des präzisen Entbindungstermins. Inzwischen gibt es zuverlässige Schwangerschaftstests in der Apotheke zu kaufen und die meisten Frauen wissen bereits, dass sie ein Kind erwarten, wenn sie zum ersten Mal den Arzt oder die Ärztin aufsuchen. Auch das Datum der Empfängnis ist häufig bekannt. Eine Schwangerschaft dauert etwa neun Monate, also ist es für die Frauen kein Problem, sich auszurechnen, wann ihr Kind zur Welt kommen wird. Deshalb kann man mit Fug und Recht behaupten, dass der Hauptgrund für den ersten Arztbesuch nicht mehr gegeben ist.

Die *routinemäßige Ultraschalluntersuchung* während der Schwangerschaft ist daher zum Symbol der modernen Schwangerschaftsvorsorge geworden. Sie ist überdies die teuerste Komponente, die auf den Abrechnungen erscheint. Mehrere Untersuchungen haben sich mit den Auswirkungen auf den Geburtserfolg befasst, die sich durch routinemäßige Ultraschalluntersuchungen im Vergleich zu sporadischen Kontrollen ergaben. An einer amerikanischen Studie nahmen über 15 000 Frauen teil.[12] Der letzte Satz des Berichts spricht eine deutliche Sprache: »Die Ergebnisse dieser Studie zeigten klar, dass Ultraschalluntersuchungen die perinatalen Resultate in der heutigen US-amerikanischen Praxis nicht verbessern.« Etwa um dieselbe Zeit wurden in einem Artikel im *British Medical Journal*[13] Daten aus vier weiteren vergleichbaren Untersuchungen zusammengestellt. Die Autoren kamen zu dem Schluss:

> Routinemäßige Ultraschalluntersuchungen verbessern nicht die Ergebnisse der Schwangerschaft im Hinblick auf die Zahl der Lebendgeburten oder die verminderte perinatale Sterblichkeit. Routinemäßige Ultraschalluntersuchungen können sich als effektiv und sinnvoll erweisen, wenn Missbildungen festgestellt werden sollen. Ihr Einsatz zu diesem Zweck sollte jedoch deutlich gemacht werden; überdies sind das Risiko einer falschen positiven Diagnose sowie ethische Fragen zu berücksichtigen.

Möglicherweise wird in Zukunft eine neue Generation von Untersuchungen (im Rahmen der primären Gesundheitsforschung) Zweifel daran aufwerfen, dass wiederholte Ultraschalluntersuchungen für den Fötus tatsächlich völlig unbedenklich sind. Wird die Technik nur selektiv eingesetzt, so wird damit die Zahl der Kontrollen insbesondere in der sensiblen ersten Phase der Schwangerschaft erheblich reduziert.

Selbst für Schwangere, die ein erhöhtes Risiko tragen, sind Ultraschalluntersuchungen nicht so hilfreich, wie man häufig glaubt. Mehrere Studien haben ergeben, dass die sonographische Identifizierung einer Wachstumsverzögerung beim Fötus die Ergebnisse trotz verstärkter medizinischer

Überwachung nicht verbessert.[14, 15] Bei Schwangerschaften von Diabetikerinnen hat sich erwiesen, dass Ultraschallmessungen keine genaueren Vorhersagen über ein erhöhtes Geburtsgewicht des Kindes liefern als andere einschlägige Untersuchungsmethoden.[16] Daraus ergab sich der einprägsame Titel eines Leitartikels im *British Journal of Obstetrics and Gynecology:* »Guess the weight of the baby« (Schätzen Sie das Gewicht des Kindes).

In vielen Ländern wird während der Schwangerschaft routinemäßig die Menge des roten Blutfarbstoffs (Hämoglobin) gemessen. Hier herrscht die weit verbreitete Vorstellung, dass sich durch diesen Test Blutarmut und somit Eisenmangel nachweisen lässt. Tatsächlich kann dieser Test Eisenmangel nicht feststellen, weil das Blutvolumen schwangerer Frauen sich drastisch vermehrt, sodass die Hämoglobinkonzentration zunächst einmal nur den Grad der Blutverdünnung anzeigt, die eine Folge der Plazentaaktivität ist. Eine umfangreiche britische Studie, bei der über 150 000 Schwangerschaften berücksichtigt wurden,[17] ergab, dass die Kinder jener Frauen, die eine Hämoglobinkonzentration zwischen 8,5 und 9,5 g/dl aufwiesen, das höchste durchschnittliche Geburtsgewicht erreichten.

Überdies ist bei einer Hämoglobinkonzentration von über 10,5 g/dl das Risiko für geringes Geburtsgewicht, Frühgeburt und EPH-Gestose erhöht. Die bedauerliche Folge dieser routinemäßigen Ermittlung der Hämoglobinkonzentration ist, dass Millionen von Frauen in aller Welt zu hören bekommen, sie litten unter Eisenmangel, und dass Eisenpräparate verschrieben werden. Es besteht die Neigung, sowohl die Nebenwirkung des Eisens außer Acht zu lassen (Verstopfung, Durchfall, Sodbrennen), als auch zu übersehen, dass Eisen die Absorption von Zink, einem anderen wichtigen Wachstumsfaktor, hemmt.[18] Überdies ist Eisen oxidativ und kann daher die Produktion freier Radikaler fördern und sogar das Risiko einer EPH-Gestose steigern.[19]

In manchen Ländern werden Frauen auch routinemäßig auf Schwangerschaftsdiabetes untersucht. Zu diesem Zweck wird der Glukosetoleranztest durchgeführt. Wenn die Glykämie (der Glukosegehalt im Blut) nach der Einnahme von Traubenzucker als zu hoch erachtet wird, ist der Test positiv. Diese Diagnose ist sinnlos, weil sie lediglich zu schlichten Empfehlungen führt, wie man sie allen Schwangeren geben sollte, zum Beispiel Einfachzucker zu meiden (Limonade und andere gesüßte Getränke), dafür komplexe Kohlehydrate zu sich zu nehmen (Nudeln, Brot, Reis und so weiter) und sich ausreichend zu bewegen. Eine umfangreiche kanadische Studie bewies, dass der einzige Effekt des Glukosetoleranztests darin bestand, dass etwa 3 Prozent der Schwangeren informiert werden konnten, sie hätten Schwangerschaftsdiabetes.[20] Die Diagnose änderte aber nichts am Verlauf der Geburt.

Selbst die routinemäßige *Messung des Blutdrucks* während der Schwangerschaft sollte einer Prüfung unterzogen werden. Ursprünglich bestand der Zweck dieser Untersuchung darin, die ersten Symptome der EPH-Gestose zu erkennen, insbesondere gegen Ende einer ersten Schwangerschaft. Aber der erhöhte Blutdruck wird, solange im Urin kein Eiweiß nachweisbar ist, eher mit einer problemlosen Geburt in Verbindung gebracht.[21, 22, 23, 24] Voraussetzung für die Diagnose der EPH-Gestose ist der Nachweis von mehr als 300 mg Eiweiß im Urin im Zeitraum von 24 Stunden. Es ist also weitaus sinnvoller, Teststreifen zur Urinanalyse einzusetzen, die es in jeder Apotheke zu kaufen gibt. Die Messung des Blutdrucks ist also gar nicht erforderlich, um Aufschluss über dieses Risiko zu erhalten.

Nachdem nun die routinemäßige Vorsorgeuntersuchung während der Schwangerschaft prinzipiell auf den Prüfstand gestellt und die einzelnen Komponenten des Arztbesuchs einer Einschätzung unterzogen wurden, können wir das Thema aus einer dritten Perspektive beleuchten. Wir können jetzt überlegen, *was der Arzt oder die Ärztin tun kann,* um nach der Empfängnis des Kindes die Geburt positiv zu beeinflussen. Große Sorge bereitet vor allem das Risiko der Frühgeburt. Also geht es darum, welche medizinische Vorsorgemaßnahme die Zahl der Frühgeburten verringern kann. Unlängst wurde mit erheblichem Forschungsaufwand untersucht, ob eine Antibiotika-Prophylaxe das Risiko einer Frühgeburt vermindern kann. Eine groß angelegte Studie, an der 6 000 Frauen teilnahmen, konnte keine Argumente für den Einsatz von Antibiotika liefern.[25] Auch die Behandlung von Vaginalinfektionen in der Frühschwangerschaft reduziert nicht die Häufigkeit von Frühgeburten.[26] Ein chirurgischer Verschluss des Muttermundes (Cerclage) wird häufig eingesetzt, um das Risiko zu senken, insbesondere bei Frauen mit einem kurzen Gebärmutterhals oder Muttermundschwäche (Zervixinsuffizienz). Zum Nutzen dieser Methode, die nachgewiesenermaßen das Risiko eines Fieberinfektes nach der Niederkunft verdoppelt, liegen widersprüchliche Daten vor.[27] Durch medizinische Interventionen konnte auch das Risiko eines zu niedrigen Geburtsgewichts nicht gesenkt werden. Und Bettruhe hat sich keineswegs als hilfreich, sondern sogar als schädlich erwiesen.

Die Zukunft

Angesichts der Daten, die die Vorsorgeroutine als gewaltige Zeit- und Geldverschwendung entlarven, sollten wir uns *darauf konzentrieren, was vor der Empfängnis getan werden kann.* Heute steht außer Zweifel, dass die Prävention von Anomalien wie Spina bifida vor der Empfängnis möglich ist; jeder hat in diesem Zusammenhang schon einmal von der segensreichen Wirkung des Vitamins Folsäure gehört. Was die Ernährung betrifft, verweisen wir auf die Fakten, die sich aus dem Vergleich zwischen einer dänischen Untersuchung und unseren eigenen

Studien zum Fischverzehr ergeben. Diese wichtige dänische Untersuchung zeigte, dass das Risiko, ein Kind zu früh oder mit niedrigem Geburtsgewicht zur Welt zu bringen, bei den Frauen, die niemals Fisch essen, steigt, während andere, die regelmäßig, das heißt mindestens einmal in der Woche, Fisch zu sich nehmen, ein geringeres Risiko tragen.[28] Dabei besteht ein scheinbarer Widerspruch zwischen den dänischen Erkenntnissen und den Resultaten unserer eigenen Studien. Wir forderten eine Reihe schwangerer Frauen auf, Seefisch zu verzehren, konnten aber keine wesentlichen Auswirkungen unserer Diätempfehlungen im Hinblick auf Geburtsgewicht und Dauer der Schwangerschaft feststellen (abgesehen von einem erhöhten Kopfumfang).[29] Der springende Punkt ist aber, dass die dänischen Forscher die Ernährungsgewohnheiten berücksichtigten, die bereits vor dem Beginn der Schwangerschaft vorherrschten. Wahrscheinlich kommen Ernährungsempfehlungen im Rahmen der Vorsorgeuntersuchung zu spät, um noch spürbare Auswirkungen auf die perinatale Periode zu zeigen.[30, 31]

Eine Menge Daten, die von den verschiedensten medizinischen Disziplinen geliefert wurden, verweisen auf die Hauptgefahr für die Zukunft der ungeborenen Generationen: die intrauterine Verseuchung mit fettlöslichen Chemikalien, die sich im Lauf der Jahre im menschlichen Fettgewebe ansammeln. Ein jedes Programm zur Vorsorge vor der Empfängnis, wie etwa unsere »Akkordeonmethode«, muss darauf beruhen, die körperliche Belastung durch synthetische Umweltgifte zu reduzieren, bevor eine Frau schwanger wird.[32] Seit das Augenmerk in der Entwicklungstoxikologie auch auf den Mann gerichtet wurde, ist klar, dass dieses Problem auch den künftigen Vater betrifft: Heute wissen wir, dass bestimmte Krankheiten und Entwicklungsstörungen häufiger auftreten, wenn der Vater gewissen Umweltgiften ausgesetzt war.

Wir sollten aber nicht den Schluss ziehen, dass all diese Arztbesuche während der Schwangerschaft überflüssig sind:

Es ist nahezu unmöglich, eine Liste all der Gründe aufzustellen, warum Frauen vor der Geburt den Rat und die Hilfe eines qualifizierten Mediziners benötigen. Man sollte lediglich den Zusatz »routinemäßig« weglassen. Es lässt sich leicht erklären, warum die heutigen Gepflogenheiten Zeit- und Geldverschwendung sind; ebenfalls leicht zu erklären ist, warum sie zur Gefahr werden können. Es ist unter Umständen gefährlich, die Ergebnisse einer Routineuntersuchung falsch zu interpretieren und einer gesunden Frau weiszumachen, sie leide an Blutarmut und brauche Eisenpräparate. Gefährlich ist es auch, einen einmalig festgestellten Bluthochdruck als schlechte Nachricht zu präsentieren. Und es ist nicht ungefährlich, einer werdenden Mutter zu erklären, sie hätte »Schwangerschaftsdiabetes«.

Die Abschaffung der routinemäßigen Vorsorgeuntersuchungen sollte Hand in Hand gehen mit der Wiederentdeckung der Grundbedürfnisse schwangerer Frauen. Wir können die physiologischen Veränderungen während der Schwangerschaft dabei nicht von der Physiologie der Geburt trennen. Es hat den Anschein, als würde der Geburtsvorgang über einen langen Zeitraum vorbereitet. Besondere Aufmerksamkeit verdient dabei eine Studie, die nachweist, dass während der Schwangerschaft der Blutstrom in den großen Arterien, die zum Gehirn führen, deutlich reduziert ist.[33] Bereitet sich die Schwangere darauf vor, die Aktivität ihres Neokortex zu vermindern, um die Geburt möglich zu machen?

Zu den Bedürfnissen schwangerer Frauen gehört es auch, mit anderen Frauen zusammenzukommen und Erfahrungen auszutauschen. Dafür gibt es viele Gelegenheiten: Schwimmen, Yoga, Schwangerschaftsgymnastik ... Ich erinnere mich noch gut an die freundliche, Glück verheißende Atmosphäre, die sich beim Chorsingen auf der Entbindungsstation unseres Krankenhauses im französischen Pithivier einstellte. Das gemeinsame Singen hatte wahrscheinlich positivere Auswirkungen auf die Entwicklung der Kinder im Mutterleib und auch auf die Geburt selbst als eine ganze Serie von Ultraschalluntersuchungen.[34]

20 Althergebrachte Ideen

Es ist an der Zeit, die althergebrachten Ideen zu hinterfragen, die auf einem vollkommenen Mangel an Verständnis für die Bedürfnisse gebärender Frauen beruhen. Einige dieser Ideen sind aus der Bewegung hervorgegangen, die sich der natürlichen Geburt verschrieben hat. Andere stammen aus Medizinerkreisen. Sie alle tragen dazu bei, dass die Zahl der Frauen, die unter Ausschüttung des Liebeshormons ihre Kinder zur Welt bringen, stetig abnimmt.

Sie brauchen Energie!

Häufig werden gebärende Frauen mit Leistungssportlern verglichen, die reichlich Kohlehydrate, Eiweiß und Flüssigkeit zu sich nehmen sollen, bevor sie sich einer extremen körperlichen Anstrengung stellen.[1] Berichte über die Ernährung während der Geburt regen an, sich an der Sportmedizin zu orientieren.[2] Daher raten viele Hebammen den Frauen, sobald die Wehen einsetzen, ein Nudelgericht zu essen und während der Wehen gesüßte Getränke zu sich zu nehmen: »Sie brauchen Energie!«

Diese Ernährungstipps stehen jedoch im Widerspruch zu unserem heutigen Verständnis der Geburtsphysiologie. Im Verlauf der ersten Phase der Geburt werden dem Adrenalin ähnliche Stresshormone nur in geringen Mengen ausgeschüttet. Ein niedriges Adrenalinniveau und gute Fortschritte während der ersten Phase verweisen darauf, dass *die (bewusst steuerbaren) Skelettmuskeln zur Ruhe kommen.* Entspannung geht immer mit einem niedrigen Adrenalinniveau einher. Bei einer Geburt, die physiologisch optimal abläuft, verspürt die Frau kaum die Neigung, sich während der ersten Phase zu bewegen. Sobald alle Skelettmuskeln ruhen, zum Beispiel wenn die Frau auf der Seite liegt oder im Vierfüßlerstand verharrt, sind jedoch der Energieverbrauch und der Bedarf an Kohlehydraten gering, da die Skelettmuskeln vor allem Glukose benötigen.

Dass die Wehen problemlos voranschreiten, ist auch ein Zeichen dafür, dass der *Neokortex* – die beim Menschen hoch entwickelte Großhirnrinde – *zur Ruhe kommt.* Ebenso wie die Muskeln ist der Neokortex ein Organ mit einem hohen Glukoseverbrauch. Und während die Skelettmuskeln und der Neokortex ihre Aktivität zurückfahren, verbleiben nur zwei Bereiche des Körpers, die wirklich aktiv sind: der Gebärmuttermuskel und der »primitive« Teil des Gehirns, das heißt, die alten, kleinen Hirnregionen, die wir mit anderen Säugetieren gemeinsam haben (Hypothalamus, Hypophyse) und deren Aufgabe es ist, die für den Geburtsablauf wichtigen Hormone auszuschütten.

Der Energieverbrauch der »primitiven« Hirnregionen ist unbedeutend. Und die Gebärmutter gehört zu den glatten (nicht bewusst steuerbaren) Muskeln. Glatte Muskeln sind 20- bis 400-mal energieeffizienter als Skelettmuskeln. Überdies können sie ohne weiteres auf Fettsäuren (statt Glukose) als Kraftstoff zurückgreifen. Weil der Körper sehr viel Fett einlagert, besteht praktisch kein Risiko, dass der Energiebedarf der glatten Muskeln nicht gedeckt werden könnte. Höchst aufschlussreich sind in diesem Zusammenhang die Beobachtungen Patersons und seiner Kollegen.[3] Um die Bedeutung ihrer Ergebnisse zu verstehen, müssen wir wissen, dass der Nachweis von Ketonen im Urin lediglich bedeutet, dass im

Körper Fettsäuren verbrannt wurden. Die Forschergruppe um Paterson hatte festgestellt, dass bei Frauen, die vor einem geplanten Kaiserschnitt unter Vollnarkose zwölf Stunden lang nichts essen durften, mehr Ketone nachweisbar waren als bei Frauen in den Wehen. Das bestätigt, dass vaginal *gebärende Frauen weniger Energie verbrauchen als die, die vor dem Einsetzen der Wehen auf eine Operation warten.*

Der Vergleich zwischen Gebärenden und Marathonläufern ist also irreführend und möglicherweise sogar gefährlich. Die Nebenwirkungen von Zucker während der Wehen sind gut dokumentiert.[4] Hebammen sollten wissen, dass reiner Zucker die Schmerzgrenze herabsetzt.[5] Überdies ist erwiesen, dass bei Neugeborenen die Gelbsucht verstärkt auftritt, wenn die Mutter eine glukosehaltige Infusion erhalten hat.[6]

Der Vergleich zwischen Gebärenden und Marathonläufern kann aber noch zu anderen Fehleinschätzungen führen; so wird zum Beispiel häufig der Wasserbedarf überschätzt. In der einschlägigen Literatur ist zu lesen, dass der Körper während der Wehen sehr viel Wasser verliert, das ersetzt werden müsse, um der Dehydration und ihren Folgen vorzubeugen. Tatsächlich verlieren Gebärende aber nicht sehr viel Wasser, weil das in der Hypophyse gebildete Hormon Vasopressin regulierend eingreift und die Skelettmuskeln nicht aktiv sind. Sobald die Wehen einsetzen, ist der Körper »voll Wasser« und das eigentliche Risiko könnte eher in einer »Wasservergiftung« und einem zu geringen Natriumgehalt im Blut bestehen.[7, 8] Eine volle Blase ist eine weitere unangenehme Folge der Marathonanalogie.

Diese theoretischen Überlegungen müssen den Erkenntnissen gegenübergestellt werden, die wir aus dem Verhalten gebärender Frauen ableiten können. Über Jahrzehnte hinweg hatte ich im Krankenhaus oder bei Hausgeburten mit Frauen zu tun, denen weder geraten noch abgeraten wurde, während der Wehen zu essen oder zu trinken. Es gibt zwar immer Ausnahmen, es lassen sich aber einige einfache Regeln aufstellen. Der *erste Punkt* ist, dass die Wehen selten einsetzen, wenn eine Frau Hunger hat. Das leuchtet ein, weil bei Hunger die dem Adrenalin verwandten Hormone verstärkt ausgeschüttet werden. *Zweitens* essen die Frauen, sobald die Wehen richtig eingesetzt haben, in der Regel nicht. Ich hege folglich ernste Zweifel, ob eine Frau tatsächlich Wehen hat, wenn sie isst. Wehen sind schwer zu diagnostizieren. Sobald eine Frau alle fünf Minuten Kontraktionen verspürt und feststellbar ist, dass ihr Gebärmuttermund ein bis zwei Zentimeter geöffnet ist, dann liegt sie zweifelsfrei in den Wehen. Allerdings ist diese Diagnose häufig die Ursache so genannter langer Wehen, und damit geht nicht selten ein erhöhtes Interventionsrisiko einher, das durch den Einsatz von Medikamenten herbeigeführt wird. Wenn eine Frau tatsächlich essen muss, heißt das, dass sie Nahrung braucht, damit die richtigen Wehen einsetzen können. Viele Frauen gehen aber bereits mit leichten Wehen ins Krankenhaus, wo dann die eigentlichen Wehen nicht beginnen können, weil das Adrenalinniveau wegen des ungestillten Hungers nicht absinkt. *Drittens* ist mir aufgefallen, dass Frauen, die sich ganz frei fühlen und denen niemand erklärt hat, sie brauchten »Energie«, in der Regel lieber Wasser als gesüßte Getränke zu sich nehmen. Oft haben sie kurz vor den letzten unwillkürlichen Kontraktionen des Fötusejektionsreflexes das dringende Bedürfnis, einen Schluck Wasser zu trinken (ein Zeichen für eine plötzliche Adrenalinausschüttung).

Wir dürfen nicht vergessen, dass Essen und Trinken in vielen Krankenhäusern jahrelang verboten war, um schwersten Komplikationen während der Vollnarkose vorzubeugen (Erbrochenes kann die Atemwege blockieren und Flüssigkeiten, die durch Aspiration in die Lunge geraten, können eine chemische Pneumonitis auslösen). Nachdem heute der Kaiserschnitt meist mit Spinal- oder Periduralanästhesie durchgeführt wird, sind diese Vorsichtsmaßnahmen jedoch weitgehend überholt. Interessanterweise ist es innerhalb von zehn Jahren am North Central Bronx Hospital in New York nur ein einziges Mal während eines Kaiserschnitts zu Aspiration gekommen, und zwar ausgerechnet während eines Zeitraums von sechs Wochen, in denen Essen und Trinken verboten waren.[9] Aufschlussreich ist auch, dass in den Niederlanden, wo 30 Prozent der Kinder zu Hause zur Welt kommen (und Frauen ungehindert Zugang zum Kühlschrank haben), die Müttersterblichkeit unter 10 pro 100 000 und die Kaiserschnittrate bei 10 Prozent liegt.

Selbst wenn in naher Zukunft das Interesse an der Physiologie der Geburt wachsen sollte, müssen wir doch ins Bewusstsein rücken, dass *die Ernährungsbedürfnisse einer Frau während der Wehen zu komplex sind, um durch eine Hebamme angeleitet zu werden.* Grundsätzlich gilt, dass Wehen keinem wie auch immer gearteten Management unterliegen können. Frauen müssen sich auf ihr Gefühl verlassen und nicht darauf, was sie gelesen oder gehört haben. Einer Frau zu raten, sie solle Nudeln essen oder ihren Tee mit Honig süßen, ist keineswegs sinnvoller, als irgendwelche Verbote auszusprechen. Die einzige Empfehlung, die wir geben können, besteht darin, auf Empfehlungen zu verzichten.

Sie müssen laufen!

Einmal war ich im Haus einer Frau, bei der die Wehen gerade begonnen hatten. Ihr Mann und ich aßen gemeinsam in der Küche, als plötzlich die werdende Mutter auftauchte und, als würde sie um einen Gefallen bitten, sagte: »Ich bin müde.« Darauf erwiderte ich: »Wenn Sie müde sind, dann gehen Sie doch ins Bett und legen Sie sich hin.« Dieser schlichte Vorschlag kam für sie überraschend. Wie viele andere Frauen hatte sie gehört oder gelesen, dass wegen der Schwerkraft die Wehen leichter würden, wenn die Gebärende herumläuft. Diese allzu einfache Vorstellung ist nicht neu. Bereits 1833 schrieb William DeWees, »der absurde Brauch, sie [die Frau in den Wehen] zum Herumlaufen zu zwingen, damit sich die zögernden Wehen verstärken, sollte ein für allemal verboten werden«.[10]

Auch in diesem Fall beruhte die verbreitete Neigung, die Wehen zu »managen«, auf mangelnder Einsicht in die Geburtsphysiologie und die Grundbedürfnisse gebärender Frauen. Wenn die Frau während der Wehen nicht das Bedürfnis verspürt herumzulaufen, ist das ein gutes Zeichen. Es bedeutet, dass sie wenig Adrenalin im Blut hat. Das ist aber die Grundvoraussetzung für unproblematische Wehen. Im ersten Stadium einer leichten und schnellen Geburt sind Frauen häufig passiv; sie gehen zum Beispiel in den Vierfüßlerstand oder legen sich hin. Wenn man in dieser Phase körperliche Bewegung vorschlägt, ist das wenig hilfreich, ja sogar grausam. Unter physiologischen Bedingungen verspürt die Frau allerdings – sofern niemand sie beobachtet oder anleitet – während der letzten unwillkürlichen Kontraktionen des Fötusejektionsreflexes das Bedürfnis, sich aufzurichten.[11]

Es kommt vor, dass sich die Frauen an etwas oder jemanden hängen oder festhalten wollen. Andere stehen plötzlich auf, häufig lehnen sie sich dabei an ein Möbelstück. Wenn sie knien, haben sie plötzlich das Verlangen, sich aufzurichten. Das alles hängt mit einer plötzlichen Adrenalinausschüttung zusammen.[12]

Die Vorstellung, dass Frauen während der Wehen herumlaufen sollten, ist unter Verfechtern der natürlichen Geburt ebenso verbreitet wie in Medizinerkreisen. Das erklärt auch die Beliebtheit des Phänomens »Walking-PDA«, durch die Wehenschmerzen gelindert werden, während die Frau weiterhin in der Lage ist, zu stehen und herumzulaufen. Auch erscheinen in den angesehensten medizinischen Fachzeitschriften immer wieder Untersuchungen, die das Für und Wider des Gehens während der Wehen und der Entbindung beurteilen. Bezeichnenderweise konnte keine der Studien, die mit zuverlässigen Methoden durchgeführt wurden (Kontrollgruppen und eine ausreichend große Teilnehmerinnenzahl), irgendeinen Nutzen nachweisen.[13, 14, 15] Aufschlussreich ist auch, dass in einer der maßgeblichsten Untersuchungen 22 Prozent der Frauen, die hätten herumlaufen sollen, im Bett blieben.[16] Es kommt eben auf das hormonelle Gleichgewicht an. Wird die Geburt nicht von außen gemanagt, so nimmt die Mutter intuitiv die Position ein, die ihrem hormonellen Gleichgewicht entspricht.

Sie brauchen Unterstützung!

Ständig und überall hört und liest man im Zusammenhang mit der Geburt Begriffe wie »Unterstützung«, »emotionale Unterstützung« und »unterstützende Begleitung«. Diese Schlagworte finden sich sowohl in Büchern über die »natürliche Geburt« wie auch in Überschriften von Artikeln, die in der medizinischen Fachliteratur erscheinen.[17-25] Das Wort »Unterstützung« deutet an, dass eine Frau ein Kind womöglich nicht selbstständig zur Welt bringen kann: Sie braucht die Hilfe anderer Menschen. Der Begriff »Unterstützung« verweist daher auch auf eine aktive Rolle der Hebamme. Er gehört zu den gängigen Begriffen aus der Geburtshilfe, die den Frauen Kraft und Kompetenz absprechen.

Um zu verstehen, wie irreführend und daher schädlich derartige Modewörter sind, müssen wir noch einmal auf die Grundbedürfnisse gebärender Frauen hinweisen. Eine Frau sollte sich während der Wehen geborgen fühlen, nicht aber beobachtet oder beurteilt. Das ist die Voraussetzung für eine verminderte Tätigkeit des Neokortex, das heißt der Hirnregion, die fürs Denken zuständig ist. In die Wehen sollte eine Frau in ähnlicher Weise »fallen« können, wie sie in den Schlaf fällt.[26] In beiden Fällen muss der Neokortex zur Ruhe kommen. Stellen wir uns ein kleines Mädchen vor, das zur Schlafenszeit die beruhigende Gewissheit haben möchte, dass seine Mutter in der Nähe ist. Sie möchte sich geborgen fühlen, nicht aber beobachtet oder beurteilt. Eine Mutter würde niemals sagen: »Meine kleine Tochter braucht eine Person zur Unterstützung, damit sie einschlafen kann.« Ein weiteres Beispiel, um sich zu vergegenwärtigen, dass eine echte Hebamme zuallererst und vor allem eine Mutterfigur ist.

Der Ausdruck »Unterstützung« ist nicht nur irreführend, er ist letztlich auch schädlich, denn er verneint das Grundbedürfnis aller Säugetiere nach Ungestörtheit. Eine Anekdote mag verdeutlichen, worin die Gefahr liegt. Eine Hebamme erzählte ihren Kolleginnen von einer Geburt, die unerwartet lang dauerte und schwierig verlief. Warum das so war, verstand sie nicht, weil die Frau »eine Menge Unterstützung« erhielt: »Sie hatte einen sehr aufmerksamen Mann, ihre alte Freundin Jenny hat sie ebenfalls unterstützt, und auch ihre Doula ...« Ich vermute, die Frau hätte sich mit der Geburt leichter getan, wenn niemand im Haus gewesen wäre außer einer erfahrenen und schweigsamen Hebamme.

Der Begriff »Unterstützung« erlebte eine regelrechte Konjunktur, nachdem das Team um John Kennell und Marshall Klaus eine wichtige Untersuchung veröffentlichte, die in den 70er-Jahren in Guatemala durchgeführt worden war. In zwei stark frequentierten Krankenhäusern, in denen täglich 50 bis 60 Babys zur Welt kamen und in denen Ärzte und Schwestern Methoden einführten, die sich an dem in den USA üblichen Vorgehen orientierten, wurde untersucht, ob die Anwesenheit einer Laienfrau (»einer Doula«) aus der Nachbarschaft eine statistisch messbare Wirkung zeigte. Man stellte fest, dass, wenn eine Doula anwesend war, Interventionen aller Art und der Einsatz von Medikamenten erheblich zurückgingen und die Geburten problemloser verliefen. Im Titel des Berichts wurde der Begriff »unterstützende Begleiterin« gebraucht.[27] Die Forscher wiederholten ihre Studie im texanischen Houston in einer Gegend, in der vor allem Hispanoamerikaner mit niedrigem Einkommen lebten. Die Geburtsbegleiterinnen wurden in Stationen zu je zwölf Betten von englischsprachigen Assistenzärzten unterwiesen. Die Doulas waren selbst Mütter und sprachen Spanisch. Wie in Guatemala hatte die Anwesenheit einer Doula auch hier offenkundig positive Auswirkungen.[28] Wieder griffen die Autoren auf das Wort »Unterstützung« zurück, um die Ergebnisse zu interpretieren. Meine Deutung geht dahin, dass in einer ungewohnten und fremden Umgebung die Doula als Beschützerin empfunden wurde. Sie schützt die jüngere Frau, wie eine Mutter es tun würde, und *schirmt* die Gebärende vom Krankenhauspersonal *ab*.

Interessanterweise ließen sich diese Ergebnisse anhand von Untersuchungen in der amerikanischen Mittelschicht nicht bestätigen. Wir müssen beachten, dass in diesen Kreisen die Teilnahme des Vaters als normal gilt.[29] Zu dieser Frage wurde sogar eine (teure!) Untersuchung durchgeführt, an der knapp 70 000 Frauen und ihre Babys in 13 US-amerikanischen und kanadischen Krankenhäusern teilnahmen.[30] Dabei ging es um die »Effektivität der Unterstützung durch Krankenschwestern bei den Geburtswehen«. Krankenschwestern mit Vorkenntnissen hatten eine »formale Ausbildung in Techniken zur Unterstützung während der Wehen« erhalten. Die Untersuchung bestätigt, dass »Frauen während der Wehen keine Unterstützung benötigen«.[31] Sie brauchen lediglich das Gefühl, geborgen zu sein, ohne sich beobachtet zu fühlen.

Es ist dringend geboten, Vorstellungen auf den Prüfstand zu stellen, von denen die Gefahr ausgeht, dass sie die tief verwurzelten Missverständnisse hinsichtlich der Geburtsphysiologie bestärken.

Die Früchte am Baum

In ländlichen Teilen Westeuropas wurden Kinder im Mutterleib traditionell gern mit den Früchten an einem Baum verglichen. Das Obst an einem Baum wird aber nicht zur gleichen Zeit reif. Eine Frucht, die vor der Zeit geerntet wird, ist nicht besonders wohlschmeckend und verdirbt schnell. Auch einem Baby tut es nicht gut, wenn es vor der Zeit geholt wird.[32, 33] Mit anderen Worten, man weiß durchaus, dass manche Babys länger brauchen als andere, bis sie für die Geburt bereit sind.

Heutzutage erhalten Frauen, die ein Kind erwarten, jedoch einen präzisen Geburtstermin. Die Schwangerschaft wird durch routinemäßige Vorsorgeuntersuchungen, die nach einem festen Programm ablaufen, strukturiert. Im Zeitalter der medizinischen Vorsorge wird die Dauer der Schwangerschaft wegen der größeren Genauigkeit lieber in Wochen als in Monaten berechnet. Lange im Voraus erfahren die Frauen, dass die Wehen eingeleitet werden, sollte das Kind nicht bis zu einem bestimmten Termin geboren sein. Das hat erstens zur Folge, dass in vielen Krankenhäusern mehr als ein Viertel aller Geburten künstlich eingeleitet wird. Und zweitens zweifeln immer mehr Frauen, ob sie ohne die Hilfe eines Arztes überhaupt in der Lage sind, in die Wehen zu kommen.

Eine eingeleitete Geburt verläuft weitaus schwieriger als eine Entbindung bei spontan einsetzenden Wehen. In der Regel werden eine Periduralanästhesie und die intravenöse Infusion von Oxytozin erforderlich, was häufig weitere Interventionen wie den Einsatz von Saugglocke oder Zange oder einen Notfallkaiserschnitt nach sich zieht. Die epidemisch um sich greifende Geburtseinleitung trägt also ebenfalls zur wachsenden Kaiserschnittrate in aller Welt bei.

Der Grund für diese Epidemie liegt in den Statistiken. Wenn wir eine sehr große Zahl von Geburten betrachten, ist klar, dass das Ergebnis optimal ist, wenn das Kind zwischen der 38. und der 40. Woche zur Welt kommt. Bei Babys, die in der 41. Woche und später geboren werden, sehen die Statistiken nicht so gut aus. Solche Zahlen führen jedoch leicht zu allzu einfachen Schlussfolgerungen: »Wenn wir routinemäßig die Geburt einleiten, sofern die Schwangerschaft länger als eine bestimmte Zahl von Wochen (in vielen Krankenhäusern 41) dauert, dann schalten wir das Azidoserisiko und sogar die Gefahr einer Totgeburt aus.« Die Möglichkeit, dass ein Baby nach überlanger Schwangerschaft sterben könnte, gehört zwar nicht ins Reich der Legende, sollte aber nicht überbewertet, sondern gegen die mit der Einleitung verbundenen Risiken abgewogen werden. Ist es ratsam, ein Viertel aller Geburten einzuleiten, um ein Baby unter Tausenden zu retten? Sind nicht differenziertere Strategien möglich? Die Antwort lautet ja.

Um nach und nach die vorherrschenden Methoden zu ersetzen, ist die Analogie mit den Früchten am Baum hilfreich. Nicht alle Früchte sind am selben Tag reif. Das gilt auch für Babys. Wir sollten daher eine *individuell zugeschnittene und selektive Vorgehensweise* wählen. Ich weiß aus persönlicher Erfahrung, dass ein solches Vorgehen machbar ist. Das Prinzip ist einfach. Nach einem gewissen Stichtag (zum Beispiel nach der 41. Woche) wird das Befinden des Babys *täglich* geprüft. Solange es dem Kind gut geht, kann man abwarten. Nachdem mit den täglichen Untersuchungen begonnen wurde, ist einzig das Wohlbefinden des Kindes ausschlaggebend, ganz gleich, wie lange die Schwangerschaft schon dauert. In den allermeisten Fällen setzen irgendwann die Wehen spontan ein und ein gesundes Kind kommt zur Welt. Wenn sich die Haut des Neugeborenen schält, lässt sich daraus erkennen, dass die Reife bereits überschritten war.

Um festzustellen, dass der Fötus nicht in Gefahr ist, können mehrere Methoden kombiniert werden. Eine schwangere Frau kann mühelos die Häufigkeit der Kindsbewegungen festhalten. Wenn über Nacht eine dramatische Veränderung eintritt, ist das ein Warnsignal. Die Fachleute können andererseits sehr leicht ihr Vorsorgeprogramm und ihre Ultraschalluntersuchungen zum Einsatz bringen. Solange im Uterus ausreichend Flüssigkeit vorhanden ist, besteht für das Baby keine Gefahr. Heutzutage werden den Frauen während der gesamten Schwangerschaft unzählige sinnlose Ultraschalluntersuchungen angeboten – ein erfahrener Arzt kann in der Regel dem Gespräch mit der werdenden Mutter weit mehr entnehmen als einer solchen Untersuchung. Paradoxerweise scheuen sich aber viele Ärzte in der Zeit kurz vor der Geburt, ihr Ultraschallgerät einzusetzen, selbst wenn das Baby den errechneten Termin bereits überschritten hat. Genau zu diesem Zeitpunkt liefert der Ultraschall jedoch wertvolle Daten, aus denen sich eine Menge ablesen lässt. Eine individuell zugeschnittene Vorgehensweise könnte nach Überschreiten des errechneten Termins auch häufiger auf hormonelle Untersuchungen zurückgreifen.

Und was ist, wenn das Baby plötzlich in Gefahr zu geraten scheint, bevor die Wehen einsetzen? Aus meiner Sicht ist es in diesem Fall ratsam, sofort einen Kaiserschnitt durchzuführen. Entscheidend ist, dass ein riskanter Notfalleingriff in letzter Minute vermieden wird. Mit einer solchen Strategie kann auf eine Geburtseinleitung weitgehend verzichtet werden, und auch die Kaiserschnittrate bei Schwangerschaften über den Termin hinaus wird immer noch niedriger ausfallen, als wenn man grundsätzlich nach der 41. Woche die Geburt einleitet.

Ein Nachteil des heute üblichen Vorgehens ist, dass viele Frauen die letzten Tage ihre Schwangerschaft nicht in Ruhe und Frieden verbringen können. Sie haben nur noch das Datum im Kopf, das ihnen für die Geburtseinleitung genannt wurde, falls die Wehen nicht spontan einsetzen. So geraten sie in einen angespannten Seelenzustand, der den Beginn der Wehen womöglich verzögert. Manche probieren es dann mit nichtmedizinischen Methoden der Geburtseinleitung. Allerdings ist ihnen meist nicht klar, dass wirksame Methoden (von der Akupunktur bis zum Geschlechtsverkehr) zur Folge haben, dass die Wehen beginnen, bevor das Baby seine Reife signalisiert hat. Manche dieser Methoden sind zudem nicht nur unangenehm, sondern sogar gefährlich – wie etwa die Verwendung von Rizinusöl.

Wenn man die eingefahrenen Vorstellungen, die solchen Praktiken zugrunde liegen, über Bord werfen könnte, wäre das der erste Schritt zu einer wachsenden Zahl von Geburten unter dem Einfluss eines »Cocktails« von Liebeshormonen.

21 Die künftige Beziehung zwischen Hebamme und Geburtshelfer

Die Menschheit steht vor einer unerwarteten Herausforderung. Zu Beginn des 21. Jahrhunderts wird ein großer Teil der Weltbevölkerung nicht mehr über den gewohnten vaginalen Weg geboren. Die Zeit ist reif, um sich auf die gewaltigen Auswirkungen vorzubereiten, die ein so plötzlicher Wendepunkt in der Geschichte der Geburt voraussichtlich auf die Eigenschaften unserer Zivilisation hat.

Unterdessen müssen wir uns darum bemühen, dass der Anteil der Frauen wächst, die ihr Baby aus eigener Kraft zur Welt bringen, statt durch eine medizinische Institution entbunden zu werden. Im Rahmen der kurzfristigen Ziele haben wir bereits die Gründe betrachtet, die dafür sprechen, dass man schwangere Frauen in Frieden lässt und die Vorsorgeangst mindert, die der Nocebo-Effekt gewisser Arztbesuche auslöst. Ebenso haben wir erkannt, dass es unabdingbar ist, sich von bestimmten überholten Vorstellungen, die große Verbreitung gefunden haben, zu verabschieden.

Ein unverzichtbares langfristiges Ziel

Das schwierige, gleichwohl unverzichtbare Ziel ist, auf lange Sicht die Beziehung zwischen Hebammenkunst und Geburtshilfe zu überdenken. Es geht darum, die Bedeutung der Hebammenkunst zu verstehen und die echte Hebammenkunst wiederzuentdecken. Aus der Sicht und mit den Worten des Physiologen lässt sich leicht erklären, warum sich eine Gebärende geborgen, nicht aber beobachtet und beurteilt fühlen sollte. Diese Perspektive lässt uns auch die Hebamme als Mutterfigur und Mutterersatz begreifen. Idealerweise ist die eigene Mutter der Prototyp des Menschen, bei dem man sich geborgen, nicht aber beurteilt fühlt. Damit werden zugleich die Grenzen sichtbar, die der Rolle der institutionellen Medizin gesetzt sind. Ganz allgemein sollten die Ärzte sich in den physiologischen Prozess nicht direkt einschalten. Ihre Aufgabe ist es vielmehr, sich als Experten für ungewöhnliche und pathologische Situationen bereitzuhalten.

Der internationale Vergleich erhärtet die Lehren, die sich aus der physiologischen Perspektive ergeben. In Ländern, in denen die Kaiserschnittrate in die Höhe schießt, übersteigt die Zahl der Geburtshelfer die der Hebammen in einem Maße, dass Erstere die Hauptrolle bei der Geburtsbegleitung übernehmen. Zu diesen Ländern zählen Brasilien, die meisten lateinamerikanischen Staaten, China, Taiwan, Südkorea, Indien, die Türkei, Griechenland und Italien ... In den Ländern hingegen, die positive Geburtsstatistiken und gemäßigte Kaiserschnittraten aufweisen, gibt es mehr Hebammen als Geburtshelfer und die Hebammen kümmern sich vor allem um die Geburt. Zu dieser Gruppe zählen Holland, Schweden und Norwegen. Länder wie die Vereinigten Staaten, Großbritannien, Frankreich, Deutschland, Japan, Australien und Neuseeland befinden sich im Mittelfeld.

Zögerliche Reformen werden nicht dazu führen, dass die Zahl echter Hebammen spürbar steigt. Es sind radikale Veränderungen nötig, die das gegenwärtige System grundsätzlich verändern.

Der erste wichtige Punkt betrifft die *Zahl der Hebammen im Vergleich zur Zahl der Geburtshelfer* in einer bestimmten Bevölkerung. Eine Voraussetzung für eine Neuentdeckung authentischer Hebammenkunst besteht darin, die Zahl der Geburtshelfer drastisch zu vermindern. Echte Geburtshelfer dürften gar nicht die Zeit haben, sich um jede einzelne Geburt zu kümmern. Sie sollten nur bei Bedarf erscheinen. Darüber hinaus haben die meisten Ärzte heute einen gefährlichen Mangel an Erfahrung. In den Vereinigten Staaten zum Beispiel bewegt sich die Zahl der Geburtshelfer um die 40 000, die der Geburten pro Jahr um die 4 000 000. Das heißt, dass ein medizinischer Experte in der Regel etwa 100 Geburten pro Jahr betreut. Der typische amerikanische Geburtshelfer kann im Jahr bei ein bis zwei Zwillingsgeburten Erfahrungen sammeln. Erst nach jahrelanger Praxis bekommt er eine echte Plazenta praevis zu sehen (die Plazenta versperrt den Ausgang) und in seiner gesamten Berufslaufbahn hat er vielleicht einmal mit einer echten EPH-Gestose zu tun. Wenn diese Ärzte einen Kaiserschnitt wegen Querlage durchführen, müssen sie nicht selten erst einmal im Lehrbuch nachschlagen, wie das geht, weil sie diesem seltenen Phänomen noch nie begegnet sind. Während der vielen Jahre, in denen ich 1 000 Geburten pro Jahr zu betreuen hatte, hatte ich stets den Eindruck, das sei die richtige Zahl, um ausreichend Erfahrungen zu sammeln. Eine drastische Verminderung der Zahl der Geburtshelfer muss zweifellos durch eine entsprechende Steigerung der Zahl der Hebammen ausgeglichen werden.

Auf dem Weg hin zur authentischen Hebammenkunst geht es aber um mehr als nur um Zahlen. *Die zentrale Frage lautet: »Wie wählen wir die Frauen aus, die Hebammen werden?«* Mit anderen Worten, die Leiter und Leiterinnen von Hebammenschulen sollten ihre Auswahlkriterien an einer einfachen Frage ausrichten: »Wie können wir *garantieren*, dass diese Bewerberin als Mutterfigur wahrgenommen wird und dass ihre Anwesenheit die Gebärende nicht stört?« Der gesunde Menschenverstand und die Beobachtung in der klinischen Praxis liefern eine ebenso einfache Antwort: Die Voraussetzung für den Eintritt in eine Hebammenschule sollte sein, dass die Bewerberin selbst Mutter ist und eine ungestörte Geburt ohne Medikation erlebt hat. Rufen wir uns in Erinnerung, dass in den meisten traditionellen Gesellschaften die Hebamme Mutter oder Großmutter von zahlreichen Kindern war. Frauen mit einer großen Kinderschar hatten in der Regel leichte Geburten. Ein solches Programm wird aber vielen Schwierigkeiten begegnen und muss eine Menge vorhersehbarer Hindernisse überwinden.

Das erste Haupthindernis besteht in der üblichen Reaktion auf die Forderung, dass eine authentische Hebamme selbst eine oder mehrere Geburten erlebt haben sollte. Menschen leben in der Gegenwart, und in der Regel entgegnen sie auf ein solches Ansinnen, sie würden wunderbare Hebammen kennen, die selbst keine Kinder haben. Der Punkt ist aber, dass wir, um uns auf die Zukunft vorzubereiten, langfristig denken und die Zivilisation insgesamt berücksichtigen müssen. Es ist schwer zu begreifen, dass wir eine *Garantie* brauchen, die sich durch andere Auswahlverfahren nicht gewinnen lässt. Ich persönlich bin überzeugt, dass an dem Tag, an dem alle Hebammen Mütter sind und selbst ohne Intervention oder Medikation geboren haben, die heutigen Kaiserschnittraten endgültig der Vergangenheit angehören.

Nach Jahrzehnten der industrialisierten Geburt begegnen wir noch einem weiteren Hindernis, das der Übernahme dieser radikal neuen Auswahlkriterien im Wege steht. Wir müssen uns klarmachen, dass in vielen Ländern die Zahl der Frauen, die eine ungestörte vaginale Geburt erlebt haben, bereits verschwindend gering ist. Und das sind genau die Länder, wo es dringend geboten ist, zahlreiche Hebammenschulen einzurichten und viele Frauen zu finden, die das Zeug zur echten Hebamme haben. Um den Teufelskreis zu durchbrechen, ist eine Politik erforderlich, die die wenigen Frauen, die aus eigener Kraft geboren haben, ermutigt, selbst Hebammen zu werden, und sei es nur für einen begrenzten Lebensabschnitt.

Während der unvermeidlichen *Übergangsphase* müssen wir dem *Phänomen Doula* verstärkt Beachtung schenken. Dass es sich auch in Ländern mit zahlreichen konventionell ausgewählten und ausgebildeten Hebammen entwickelt hat, verlangt unsere Aufmerksamkeit und muss recht gedeutet werden. Wenn die Doula eine Mutterfigur darstellt, auf die sich eine junge Frau während der Geburt verlassen kann, wird dieses Konzept der Geburtsbegleitung eine Menge zur Wiederentdeckung der echten Hebammenkunst beitragen. Wenn aber die Doula nur eine weitere Person ist, die neben der Hebamme, dem Arzt und dem Vater bei der Geburt anwesend ist, dann wirkt sich ihre Gegenwart kontraproduktiv aus. Solange der Schwerpunkt auf der Ausbildung der Doula liegt statt auf ihrer Ausstrahlung und ihrer Persönlichkeit, ist das Doula-Modell eine verpasste Chance.

Weil das Projekt der Wiederentdeckung echter Hebammenkunst ohnehin nicht mit dem zu vereinbaren ist, was man unter »Political Correctness« versteht, gehe ich noch einen Schritt weiter und wage es, eine weitere Frage aufzuwerfen: »Wie wäre es, wenn die Vorbedingung für die Spezialisierung auf Geburtshilfe nach dem Medizinstudium darin bestünde, dass die Anwärter Mütter sein müssen, die persönlich eine ungestörte vaginale Geburt erlebt haben?« Gute Geburtsstatistiken mit Kaiserschnittraten unter 10 Prozent wären keine

Utopie, *wenn* wir uns dazu durchringen könnten, die *Political Correctness* über Bord zu werfen.

Diese Überlegungen zur Zukunft des Verhältnisses zwischen Hebammen und Geburtshelfern könnten zu einer völligen Umkehrung in der Ordnung der wichtigsten Probleme führen, denen sich die Menschheit stellen muss. Die Wiederentdeckung der authentischen Hebammenkunst steht noch nicht auf der Tagesordnung all jener, die eine positive Zukunft gestalten wollen.

Es gibt Grund zu Optimismus. Ein Szenario des Durchbruchs ist vorstellbar – *wenn* die lebensentscheidende Dringlichkeit eines Kurswechsels bei der Geburt auch außerhalb von Fachkreisen erkannt wird. *Wenn* nicht – dann ist auch ein Szenario des Zusammenbruchs vorstellbar.

22 Zu vernünftig, um zu überleben?

Der Lebenswille und der Überlebenskampf sind nicht vernunftgesteuert. Der Wunsch nach Nachkommen und die Notwendigkeit, sie zu versorgen, hat nichts mit Vernunft zu tun. Die vielen Facetten der Liebe entziehen sich der Vernunft. Wir überleben als Individuen, als Gruppe oder als Spezies nur, weil wir keine rein vernünftigen Wesen sind.

Das rationale Denken ist mit der Aktivität der Großhirnrinde verknüpft, die ausschließlich beim Menschen eine ungeheure Entwicklung durchgemacht hat. Dabei war der Neokortex ursprünglich ein Werkzeug im Dienste der Instinkte, die für das Überleben der Spezies unverzichtbar sind. Der Homo sapiens ist das einzige Säugetier, dessen Neokortex so stark ausgeprägt ist, dass er die Rolle des bloßen Werkzeuges hinter sich lässt und sich häufig bei komplexen Tätigkeiten einschaltet, denen er gar nicht gewachsen ist und die mit seinen ursprünglichen Aufgaben nichts zu tun haben.

Das kulturelle Umfeld hat von jeher die unterschiedlichen Aspekte des Sexuallebens der Vernunft untergeordnet. So hat es die sexuelle Anziehung und die Paarung durch Rituale und durch die Institution der Ehe kanalisiert und organisiert. Überdies bestand immer die Tendenz, die Geburt und den Beginn des Stillens zu vergesellschaften und zu ritualisieren. Doch dieser Aspekt der Naturbeherrschung, der für Jahrtausende die Grundlage der menschlichen Zivilisation ausmachte, hat plötzlich eine andere Größenordnung erreicht. Wir sind im Begriff, eine Schwelle zu überschreiten.

Wird die Menschheit durch Exzesse der Rationalität bedroht?

Heute wird die Zeugung eines Kindes mehr denn je als rationale Entscheidung gesehen. Das haben zahlreiche Umfragen bestätigt, zum Beispiel durch Flexecutive, eine britische Personalberatungsfirma, oder durch das britische Institute of Public Policy Research, das im Jahr 2003 den *Lever Fabergi Family Report* in Auftrag gab. Heute trifft eine Frau die Entscheidung für oder gegen ein Kind »genauso so rational, wie sie sich für das Aufnehmen einer Hypothek entscheidet«. Die Argumente gliedern sich in »Pro und Contra«. Die Pro-Argumente werden dabei oft geringschätzig abgetan und als Indoktrination gesehen (»Ich bin keine richtige Frau, solange ich nicht Mutter bin«) oder als Teenagerlogik (»Wenn ich mein Baby liebe, wird es mich lieben« oder »Dann habe ich eine lebendige Puppe«).

Die Entwicklung hin zu einem Leben, das immer stärker von der Vernunft bestimmt wird, erfolgt in einer Zeit, in der Elektronik und Computertechnologie ungeahnte

Möglichkeiten bieten, die Aktivität des Neokortex auszudehnen und zu verstärken. Heute dient uns die künstliche Intelligenz als Werkzeug. Bis in die Gegenwart hatten die meisten Werkzeuge die Funktion, die Aufgaben unserer Gliedmaßen zu übernehmen. Statt uns auf zwei Beinen fortzubewegen, benutzen wir alle möglichen Fahrzeuge. Hebel und Kräne ermöglichen vieles, wozu unsere Arme nicht imstande wären.

Überdies fällt dieser Umbruch in eine Zeit, in der die Verbreitung des gefahrlosen Kaiserschnitts die Grenzen außer Kraft setzt, die bisher der Evolution des Gehirns gesetzt waren, indem die Tendenz zu einem größeren Hirnvolumen mühelos von einer Generation auf die nächste weitergegeben werden kann.

Ein höheres Maß an Vernunft wäre nicht bedrohlich, wenn es durch eine gesteigerte Liebesfähigkeit und den Willen zum Leben ausgeglichen würde. Aber es ist damit zu rechnen, dass die Liebesfähigkeit tendenziell geschwächt und beeinträchtigt wird – *falls* das Szenario des Zusammenbruchs eintritt.

Wir müssen die Daten ernst nehmen, die De Catanzaros Evolutionstheorie des menschlichen Selbstmords stützen;[1] sie besagen, dass ein gewisses Intelligenzniveau die Voraussetzung für selbstschädigendes Verhalten ist (worin sich eine verminderte Fähigkeit zur Eigenliebe ausdrückt). Eine ökologische Studie, die 85 Länder verglich, hat ergeben, dass die Selbstmordraten mit der durchschnittlichen intellektuellen Entwicklung gekoppelt sind.[2] Außerdem wurde eine verstärkte Selbstmordneigung bei Hochbegabten festgestellt.

Heute gilt es mehr denn je, die Folgen eines leichten, gefahrlosen und weithin akzeptierten Kaiserschnitts den Lektionen gegenüberzustellen, die sich aus der wissenschaftlichen Erforschung der Liebe ergeben.[3]

Und es ist dringend geboten, das Unfragbare in den Raum stellen:

Wie entwickelt sich die Liebesfähigkeit?

Kann ein Homo sapiens mit Superhirn ohne Liebe überleben?

Kann die Menschheit den gefahrlosen Kaiserschnitt überleben?

Anmerkungen und Literaturhinweise

Kapitel 2

Zwei Wege

1 Behague, D. P., C. G. Victoria und F. C. Barros, Consumer demand for caesarean sections in Brazil, *BMJ*, 324 (2002): 942 f.

2 Tranquilli, A. L., und G. G. Garzetti, A new ethical and clinical dilemma in obstetric practice: caesarean section on ›maternal request‹, *Am. J. Obstet. Gynecol.*, 177 (1997): 245 f.

3 Harer, W., Patient choice caesarean, *Am. Coll. Obstet. Gynecol. Clin. Review*, 5 (2000): 2.

4 Controversies: should doctors perform an elective caesarean section on request?, *BMJ*, 317 (1998): 463.

5 Wagner, M., Choosing caesarean section, *Lancet*, 356 (2000): 1677 ff.

6 Nygaard, I., und D. P. Cruikshank, Should all women be offered elective caesarean delivery?, *Obstet. Gynecol.*, 102(2) (2003): 217 ff.

7 Al-Mufti, R., A. McCarthy und N. M. Fisk, Survey of obstetricians' personal preference and discretionary practice, *Eur. J. Obstet. Gynecol. Reprod. Biol.*, 73 (1997): 1-4.

8 Gabbe, S. G., und G. B. Holzman, Obstetricians' choice of delivery, *Lancet*, 357 (2001): 722.

9 Steer, P., Caesarean section: an evolving procedure? *Brit. J. Obstet. Gynecol.*, 102 (1998): 1052 ff.

10 Stein, R., Elective caesareans judged ethical, *Washington Post*, 31. Oktober 2002: A 32.

Kapitel 3

Immer sicherer

1 Kerr, J. M. M., The technique of caesarean section, with special reference to the lower uterine segment incision, *Am. J. Obstet. Gynecol.*, 12 (1926): 729-734.

2 Pfannenstiel, J. H., Über die Vortheile des suprasymphysären Fascienquerschnitts für die gynäkologischen Koeliotomien, zugleich ein Beitrag zu der Indikationsstellung der Operationswege, *[Volkmann's]*

Sammlung klinischer Vorträge, Leipzig: 1900, n. F. 268 (Gynäk. Nr. 97), 1735-1756.

3 Joel-Cohen, S., *Abdominal and Vaginal Hysterectomy: New Techniques Based on Time and Motion Studies,* London: William Heinemann Medical Books, 1972.

4 Stark, M., und A. R. Finkel, Comparison between the Joel-Cohen and Pfannenstiel incisions in caesarean section, *Eur. J. Obstet. Gynecol. Reprod. Bio.*, 53(2) (1994): 121 f.

5 Tulandi, T., und D. Al-Jaroudi, Non closure of peritoneum: a reappraisal, *Am. J. Obstet. Gynecol.*, 189(2) (2003): 609 ff.

6 Wallin, G., und O. Fall, Modified Joel-Cohen technique for caesarean delivery, *Brit. J. Obstet. Gynecol.*, 106 (1999): 221-226.

7 Hannah, M. E., W. J. Hannah, S. A. Hewson et al., Planned caesarean section versus planned vaginal birth for breech presentation at term: a randomised multicentre trial, *Lancet,* 256 (2000): 1375-1383.

8 The European mode of delivery collaboration. Elective caesarean section versus vaginal delivery in prevention of vertical HIV-1 transmission: a randomised clinical trial, *Lancet,* 353 (1999): 1035-1039.

9 Krebs, L., und J. Langhoff-Roos, Elective caesarean delivery for term breech, *Obstet. Gynecol.*, 101(2) (2003): 690-696.

10 Harper, M. A., R. P. Byington, M. A. Espeland et al., Pregnancy-related death and health care services, *Obstet. & Gynecol.*, 102(2) (2003): 273-278.

11 Fenton, P. M., C. J. M. Whitty und F. Reynolds, Caesarean section in Malawi: prospective study of early maternal and perinatal mortality, *BMJ,* 327 (2003): 587-590.

12 Pereira, C., A. Bugalho et al., A comparative study of caesarean deliveries by assistant medical officers and obstetricians in Mozambique, *Brit. J. Obstet. Gynecol.*, 103 (1996): 508-512.

Kapitel 4

Ausbruch aus dem Teufelskreis

1 Varner, M. W., A. M. Fraser et al., The intergenerational predisposition to operative delivery, *Obstet. Gynecol.*, 87(6) (1996): 905-911.

Kapitel 5

Wenn Träume wahr werden

Literaturempfehlungen zum Weiterlesen

This, B., *La requête des enfants a naître*, Paris: Le Seuil, 1982.

Young, J., *Caesarean Section: The History and the development of the operation from earliest times*, London: H. K. Lewis, 1944.

Pundel, J., *Histoire de l'opération césarienne. Etude historique de la césarienne dans la médicine, l'art et la littérature, la religion et la législation*, Brüssel: Presses Académiques Européennes, 1969.

Sue, P., Essais historiques, littéraires et critiques sur l'art des accouchements, Paris: *Fac. Med., no. 34678*, 1779.

Wyman, A. L., The female practitioner of surgery, *Medical history*, 28 (1984): 22-41.

Kapitel 6

Vom Homo sapiens zum Superhirn?

1 Odent, M., *Primal Health*. London: Century Hutchinson, 1986. (*Von Geburt an gesund. Was wir tun können, um lebenslange Gesundheit zu fördern*. München: Kösel, 1989.)

2 Odent, M., Prématurité et créativité, in: *Les cahiers du nouveau-né no. 6. Un enfant, prématurément*, Paris: Le Vaguerese ed. Stock, 1983.

3 English, J., *Different Doorway: Adventures of a caesarean born*, Point Reyes Station, CA: Earth Heart, 1985.

Kapitel 7

Kriterien des 21. Jahrhunderts

1 Odent, M., *The Scientification of Love*, London: Free Association Books, 1999, überarbeitete Neuauflage 2001. (*Die Wurzeln der Liebe: Wie unsere wichtigste Emotion entsteht*, Düsseldorf: Walter, 2001.

2 Pedersen, C. A., und J. R. Prange, Induction of maternal behavior in virgin rats after intracerebroventricular administration of oxytocin, *Pro. Natl. Acad. Sci. USA*, 76 (1979): 6661-6665.

3 Russel, J.A., A.J. Douglas und C.D. Ingram, Brain preparations for maternity: adaptive changes in behavioral and neuroendocrine systems during pregnancy and lactation, *Progress in Brain Research,* 133 (2001): 1-38.
4 Odent, M., The early expression of the rooting reflex, *Proceedings of the 5th International Congress of Psychosomatic Obstetrics and Gynecology, Rome 1977,* London: Academic Press, 1977: 1117-1119.
5 Odent, M., Colostrum and civilization, in: Ders., *The Nature of birth and breastfeeding,* Westport, CT: Bergin and Garvey, 1992. (Kolostrum und Zivilisation, in: *Geburt und Stillen: Über die Natur elementarer Erfahrungen,* München: C. H. Beck, 1993.)
6 Odent, M., The early expression of the rooting reflex, *Proceedings of the 5th International Congress of Psychosomatic Obstetrics and Gynecology, Rome 1977,* London: Academic Press, 1977: 1117-1119.

Kapitel 8

Langfristiges Denken

1 Odent, M., *Primal Health,* London: Century Hutchinson, 1986, 2. Auflage West Sussex: Forest Row, 2002. (*Von Geburt an gesund. Was wir tun können, um lebenslange Gesundheit zu fördern.* München: Kösel, 1989.)
2 Xu, B., J. Pekkanen, A. L. Hartikainen und M. R. Jarvelin, Caesarean section and risk of asthma and allergy in adulthood, *J. Allergy Clin. Immunol.,* 107(4) (2001): 732 f.
3 Xu, B., J. Pekkanen und M.R. Jarvelin, Obstetric complications and asthma in childhood, *J. Asthma,* 37(7) (2000): 589-594.
4 Kero, J., M. Gissler, M.M. Gronlund, P. Kero, P. Koskinen, E. Hemminki und E. Isolauri, Mode of delivery and asthma – is there a connection?, *Pediatr. Res.,* 52(1) (Juli 2002): 6-11.
5 Bager, P., M. Melbye, K. Rostgaard, C. Stabell Benn und T. Westergaard, Mode of delivery and risk of allergic rhinitis and asthma, *J. Allergy Clin. Immunol.,* 111(1) (Jan. 2003): 51-56.
6 McKeever, T. M., S. A. Lewis, C. Smith und R. Hubbard, Mode of delivery and risk of developing allergic disease, *J. Allergy Clin. Immunol.,* 109(5) (Mai 2002): 800 ff.
7 Faxelius, G., K. Hagnevik, H. Lagercrantz, B. Lundell und I. Irestedt, Catecholamine surge and lung function after delivery, *Arch. Dis. Child.,* 58(4) (1983): 262-266.
8 Hook, B., R. Kiwi, S. B. Amini, A. Fanoroff und M. Hack, Neonatal mor-

bidity after elective repeat cesarean section and trial of labour, *Pediatrics,* 100 (1997): 348-353.
9 Eggesbo, M., G. Botten, H. Stigum et al., Is delivery by cesarean section a risk factor for food allergy?, *J. Allergy Clin. Immunol.,* 112(2) (2003): 420-426.
10 Hay, D., S. Pawly, A. Angold et al., Pathways to violence in the children of mothers who were depressed postpartum, *Dev. Psychol.,* 39 (2003): 1083-1094.
11 Tinbergen, N. und A. Tinbergen, *Autistic Children,* London: Allen and Unwin, 1983. (*Autismus bei Kindern,* Berlin u. a.: Parey,1984.)
12 Hattori, R., et al., Autistic and developmental disorders after general anaesthetic delivery, *Lancet,* 337 (1991): 1357 f.
13 Hultman, C., P. Sparen und S. Cnattingius, Perinatal risk factors for infantile autism, *Epidemiology,* 13 (2002): 417-423.
14 Zwaigenbaum, L., P. Szatmari et al., Pregnancy and birth complications in autism and liability to broader autism phenotype, *J. Am. Acad. Child. Adolesc. Psychiatry,* 41 (2002): 572-579.
15 Lord, C., C. Mulloy et al., Pre- and perinatal factory in high-functioning females and males with autism, *J. Autism Dev. Disord.,* 21(2) (1991): 197-209.
16 Wilkerson, D. S., A. G. Volpe et al., Perinatal complications as predictors of infant autism, *Int. J. Neurosci,* 112(9) (2002):1085-1098.
17 Iuul-Dam, N., J. Townsend und E. Courchesne, Prenatal, perinatal and neonatal factors in autism, pervasive developmental disorders, and the general population, *Pediatrics,* 107(4) (2001): E63.
18 Courchesne, E., R. Carper und N. Akshoomoff, Evidence of brain overgrowth in the first year of life in autism, *JAMA,* 290 (2003): 337-344.
19 Green, L., D. Fein et al., Oxytocin and autistic disorder: alterations in peptides forms, *Biol. Psychiatry,* 50(8) (2001): 609-613.
20 Odent, M., Between circular and cul-de-sac epidemiology, *Lancet,* 355 (2000): 1371.

Kapitel 9

Eine nie dagewesene kulturelle Vielfalt?

1 Marais, E. N., *The Soul of the White Ant,* London: Methuen, 1937. (*Die Seele der weißen Ameise,* Berlin: Herbig, 1946, München: Langen-Müller, 1970.)
2 Krehbiel, D., und P. Poindron, Peridural anaesthesia disturbs maternal

behaviour in primiparous and multiparous parturient ewes, *Physiol. Behav.*, 40 (1987): 463-472.
3 Lundbland, E. G., und G. D. Hodgen, Induction of maternal-infant bonding in rhesus and cynomolgus monkeys after caesarean delivery, *Lab. Anim. Sci.*, 30 (1980): 913.
4 English, J., *Fingers Pointing to the Moon,* Point Reyes Station, CA: Earth Heart, 1999.
5 Finger, C., Brazilian beauty, *Lancet,* 362 (2003): 1560.

Kapitel 10

Das Reich der Mikroben

1 Cederqvist, L. L., L. C. Ewool und S. D. Litwin, The effect of foetal age, birth weight, and sex on cord blood immunoglobulin values, *Am. J. Obstet. Gynecol.*, 131(5) (1. Juli 1978): 520-525.
2 Coe, C., S. Levine und L. T. Rosenberg, Effects of age, sex and psychological disturbance on immunoglobin levels in squirrel monkeys, *Developmental Psychobiology,* 21(2) (1988): 161-175.
3 Dubos, R., Staphylococci and infection immunity, *Am. J. Dis. Child.*, 105 (1966): 643 ff.
4 Eggesbo, M., G. Botten, H. Stigum et al., Is delivery by caesarean section a risk factor for food allergy?, *J. Allergy Clin. Immunol.*, 112(2) (2003): 420-426.
5 Odent, M., Future of BCG, *Lancet,* 354 (1999): 2170.
6 Feinmann, J., A culture of hype?, *The Times,* 26. Nov. 2003, T2, 8.

Kapitel 11
Das Reich der Düfte

1 Odent, M., The early expression of the rooting reflex, *Proceedings of the 5th International Congress of Psychosomatic Obstetrics and Gynecology, Rome 1977,* London: Academic Press, 1977: 1117-1119.
2 Sarnat, H. B., Olfactory reflexes in the newborn infant, *J. Pediatr.*, 92 (1978): 624-626.
3 Axel, R., The molecular logic of smell, *Sci. Am.*, Okt. 1995: 130-137.
4 Marchini, G., H. Lagercrantz, J. Winberg und K. Uvnas-Moberg, Foetal and maternal plasma levels of gastrin, somatostatin and oxytozin after vaginal delivery and elective cesarean section, *Early Human Development,* 18(1) (1988): 73-79.

5 Brennan, P., H. Kaba und E. B. Keverne, Olfactory recognition: a simple memory system, *Science,* 250 (1990): 1223-1226.
6 Sullivan, R. M., D. R. Zyzak, P. Skierkowski und D. A. Wilson, The role of olfactory bulb norepinephrine in early olfactory learning, *Develop. Brain Research,* 70 (1992): 279-282.
7 Varendi, H., K. Christensson, R. H. Porter und J. Winberg, Soothing effect of amniotic fluid smell in newborn infants, *Early Human Dev.,* 51(1) (17. April 1998): 47-55.
8 Varendi, H., R. H. Porter und J. Winberg, Attractiveness of amniotic fluid odor: evidence of prenatal olfactory learning?, *Acta Paed.,* 85(10) (Okt. 1996): 1223-1227.
9 Schaal, B., L. Marlier und R. Soussignan, Olfactory function in the human foetus: evidence from selective neonatal responsiveness to the odor of amniotic fluid, *Behav. Neurosci.,* 112(6) (Dez. 1998): 1438-1449.
10 Marlier, L., B. Schaal und R. Soussignan, Neonatal responsiveness to the odor of amniotic and lacteal fluids: a test of perinatal chemosensory continuity, *Child Dev.,* 69(3) (Juni 1998): 611-623.
11 Sullivan, R. M. und P. Toubas, Clinical usefulness of maternal odor in newborns: soothing and feeding preparatory responses, *Biol. Neonate.,* 74(6) (Dez. 1998): 402-408.
12 Cernoch, J. M., und R. H. Porter, Recognition of maternal axillary odors by infants, *Child. Dev.,* 56(6) (Dez. 1985): 1593-1598.

Kapitel 12

Stillen nach dem Kaiserschnitt

1 Csontos, K., M. Rust, V. Hollt et al., Elevated plasma beta-endorphin levels in pregnant women and their neonates, *Life Sci.,* 25 (1979): 835-844.
2 Akil, H., S. J. Watson, J. D. Barchas und C. H. Li, Beta-endorphin immunoreactivity in rat and human blood: Radioimmunoassay, comparative levels and physiological alterations, *Life Sci,* 24 (1979): 1659-1666.
3 Rivier, C., W. Vale, N. Ling, M. Brown und R. Guillemin, Stimulation in vivo of the secretion of prolactin and growth hormone by beta-endorphin, *Endocrinology,* 100 (1977): 238-241.
4 Nissen, E., K. Uvnas-Moberg, K. Svensson, S. Stock, A. M. Widstrom und J. Winberg, Different patterns of oxytocin, prolactin but not cortisol release during breastfeeding in women delivered by

caesarean section or by the vaginal route, *Early Human Development,* 45 (1996): 103-118.
5 Zanardo, V., S. Nicolussi, C. Giacomin, D. Faggian, F. Favaro und M. Plebani, Labor pain effects on colostral milk beta endorphin concentrations of lactating mothers, *Biology of the Neonate,* 79(2) (2001): 79-86.
6 Odent, M., The early expression of the rooting reflex, *Proceedings of the 5th International Congress of Psychosomatic Obstetrics and Gynaecology, Rome 1977,* London: Academic Press, 1977: 1117-1119.
7 Odent, M., *The Nature of birth and breastfeeding,* Westport, CT: Bergin and Garvey, 1992. *Geburt und Stillen: Über die Natur elementarer Erfahrungen,* München: C. H. Beck, 1993.)
8 Lundell, B. P., K. Hagnevik, G. Faxelius, L. Irestedt und K. Lagercrantz, Neonatal left ventricular performance after vaginal delivery and caesarean section under general or epidural anesthesia, *Am. J. Perinat.,* 1(2) (1984): 152-157.
9 Hagnevik, K., G. Faxelius, L. Irestedt, K. Lagercrantz, B. P. Lundell und B. Persson, Catecholamine surge and metabolic adaption in the newborn after vaginal delivery, *Acta Paediatr. Scand.,* 73(5) (1984): 602-609.
10 Christensson, K., C. Siles et al., Lower body temperatures in infants delivered by caesarean section than in vaginally delivered infants, *Acta Paediatr.,* 82(2) (1993): 128-131.
11 Lie, B. und J. Juul, Effect of epidural vs. general anesthesia on breastfeeding, *Acta Obstet. Gynecol. Scand.,* 67 (1988): 207 ff.
12 Almeida, J. A. G., *Breastfeeding: A Nature-Culture Hybrid,* Rio de Janeiro: Editora Fiocruz, 2001.
13 Brasilianisches Gesundheitsministerium, 2000, *Prevalencia do Aleitamento Materno nas Capitals Brasileiras e no Distrito Federal,* Relatorio Preliminar, Versao 3, Brasilia, Ministerio da Saude.
14 Marques, N. M., P. I. Lira, N. L. da Silva et al., Breastfeeding and early weaning practices in northeast Brazil: longitudinal study, *Pediatrics,* 108(4) (2001): E66.
15 Shawky, S., und B. A. Abalkhail, Maternal factors associated with the duration of breastfeeding in Jeddah, Saudi-Arabia, *Peadiatr. Perinat. Epidemiol.,* 17(1) (2003): 91-96.
16 Martin, J., *Infant Feeding 1975: attitudes and practice in England and Wales,* OCPS Social Survey Division, HMSO, London 1978.
17 Doganay, M., und F. Avsar, Effects of labor time on secretion time and quantity of breastmilk, *Int. J. Gynaecol. Obstet.,* 76(2) (2002): 207-211.

Kapitel 13

Tausendundein Grund, warum der Kaiserschnitt angeboten wird

1 Morris, S., und M. Stacey, Resuscitation in pregnancy, *BMJ*, 327 (2003): 1277 ff.
2 Smith, G. C. S., J. P. Pell und R. Dobbie, Caesarean section and risk of unexplained stillbirth in subsequent pregnancy, *Lancet*, 362 (2003): 1779-1784.
3 McKenna, D. S., J. B. Ester und J. R. Fischer, Elective cesarean delivery for women with a previous sphincter rupture, *Am. J. Gynaecol. Obstet.*, 189(5) (2003): 1251-1256.
4 Hannah, M. E., W. J. Hannah et al., Planned caesarean section versus planned vaginal birth for breech presentation at term: a randomised multicentre trial, *Lancet*, 356 (2000): 1375-1383.
5 Odent, M., Home breech birth, *The Practising Midwife*, 6(1) (2003): 11.
6 Odent, M., The foetus ejection reflex, *Birth*, 14 (1987): 104 f.
7 Noble, E., *Having Twins – and More*, 3. Aufl., Boston: Houghton Mifflin, 2003.
8 Ebda.
9 Dominguez, K., M. L. Lindegren, P. J. L'Almada et al., Increasing trend of cesarean deliveries in HIV-infected women in the United States from 1994 to 2000, *J. Acquir. Immune Defic. Syndr.*, 33(2) (2003): 232-238.
10 Brunk, D., Vaginal delivery a risk factor for candidemia, *Ob. Gyn. News*, 38(24) (15. Dez. 2003): 14.

Kapitel 14

Einmal Kaiserschnitt, immer Kaiserschnitt?

1 Craigin, E. B., Conservatism in obstetrics, *New York Med. J.*, 104 (1916): 1-3.
2 National Institute of Health, *Cesarean Childbirth*, NIH publication no. 82-2067. Government Printing Office, Washington D. C., 1981.
3 Flamm, B. L., L. A. Newman, S. T. Thomas, D. Fallon und M. M. Yoshida, Vaginal birth after cesarean delivery: Results of a 5-year multicenter collaborative study, *Obstet. Gynecol.*, 76 (1990): 750-754.

4 Rosen, M. G., J. C. Dickinson und C. L. Westhoff, Vaginal birth after cesarean: A meta-analysis of morbidity and mortality, *Obstet. Gynecol.*, 77 (1991): 465-470.
5 Flamm, B. L., J. R. Goings, Y. Liu und G. Wolde-Tsadik, Elective repeat cesarean delivery versus trial of labor: A prospective multicenter study, *Obstet. Gynecol.*, 83 (1994): 927-932.
6 Menacker, F., und S. C. Curtin, Trends in cesarean birth and vaginal birth after previous cesarean, 1991-99, *National Vital Statistics Reports*, 49(13) (2001): 1-15.
7 *National Vital Statistics Reports*, 51(11) (2003): 1-20.
8 American College of Obstetricians and Gynecologists, *Vaginal Birth After Previous Cesarean Delivery,*. Washington D. C.: Pratice Bulletin, ACOG, 1999.
9 Troyer, L. S., und V. M. Parisi, Obstetric parameters affecting success in trial of labor: Designation of a scoring system, *Am. J. Obstet. Gynecol.*, 167 (1992): 1099-1104.
10 Weinstein, D., A. Benshushan, V. Tanos, R. Zilberstein und N. Rojansky, Predictive score for vaginal birth after cesarian section, *Am. J. Obstet. Gynecol.*, 174 (1992): 192-198.
11 Troyer, L. S. und V. M. Parisi, Obstetric parameters affecting success in trial of labor: Designation of a scoring system, *Am. J. Obstet. Gynecol.*, 167 (1992): 1099-1104.
12 Weinstein, D., A. Benshushan, V. Tanos, R. Zilberstein und N. Rojansky, Predictive score for vaginal birth after cesarian section, *Am. J. Obstet. Gynecol.*, 174 (1992): 192-198.
13 Flamm, B. L., und A. M. Geiger, Vaginal birth after cesarean delivery: An Admission scoring system, *Obstet. Gynecol.*, 90 (1997): 907 ff.
14 Ravasia, D. J., S. L. Wood und J. K. Pollard, Uterine rupture during induced trial of labor among women with previous cesarean delivery, *Am. J. Obstet. Gynecol.*, 183(5) (2000): 1176 ff.
15 Lydon-Rochelle, M., V. L. Holt, T. R. Easterling und D. P. Martin, Risk of uterine rupture during labor among women with prior cesarean delivery, *N. Engl. J. Med.*, 345(1) (2001): 54 f.
16 Ravasia, D. J., S. L. Wood und J. K. Pollard, Uterine rupture during induced trial of labor among women with previous cesarean delivery, *Am. J. Obstet. Gynecol.*, 183(5) (2000): 1176 ff.
17 Gregory, K. D., L. M. Korst, P. Cane, L. D. Platt und K. Kahn, Vaginal birth after cesarean and uterine rupture rates in California, *Obstet. Gynecol.*, 94 (1999): 985-989.
18 Regeth, J. C., C. Juzi und H. Grossenbacher, Delivery after previous cesarean: A risk evaluation, *Obstet. Gynecol.*, 93 (1999): 332-337.

19 McMahon, M. J., E. R. Luther, W. A. Bowes und A. F. Olshan, Comparison of a trial of labor with an elective second cesarean section, *N. Engl. J. Med.*, 335 (1996): 689-695.
20 Shipp, T. D., C. Zelop, J. T. Repke, A. Cohen, A. B. Caughey und E. Lieberman, The association of maternal age and symptomatic uterine rupture during a trial of labor after prior cesarean delivery, *Obstet. Gynecol.*, 99 (2002): 585 ff.
21 Shipp, T. D., C. Zelop, A. Cohen, J. T. Repke und E. Lieberman, Postcesarean delivery fever and uterine rupture in a subsequent trial of labor, *Obstet. Gynecol.*, 101 (2001): 136 ff.
22 Shipp, T. D., C. Zelop, J. T. Repke, A. Cohen und E. Lieberman, Interdelivery interval and risk of symptomatic uterine rupture, *Obstet. Gynecol.*, 97 (2001): 175 ff.
23 Chapman, S. J., J. Owen und J. C. Hauth, One- versus two-layer closure of a low transverse cesarean: The next pregnancy, *Obstet. Gynecol.*, 89 (1997): 16 ff.
24 Bujold, E., C. Bujold, E. F. Hamilton, F. Harel und R. J. Gauthier, The impact of a single-layer or double-layer closure on uterine rupture, *Am. J. Obstet. Gynecol.*, 186 (2002): 1326-1330.
25 Durnwald, C., und B. Mercer, Uterine rupture, perioperative and perinatal morbidity after single-layer or double-layer closure at cesarean delivery, *Am. J. Obstet. Gynecol.*, 189 (2003): 925-929.
26 Bujold, E., und R. J. Gauthier, Neonatal morbidity associated with uterine rupture: What are the risk factors?, *Am. J. Obstet. Gynecol.*, 186 (2002): 311-314.
27 Smith, G. C. S., J. P. Pell, A. D. Cameron und R. Dobbie, Risk of perinatal death associated with delivery after previous caesarean section, *JAMA*, 287 (2002): 2684-2690.
28 Smith, G. C. S., J. P. Pell und R. Dobbie, Caesarean section and risk of unexplained stillbirth in subsequent pregnancy, *Lancet*, 362 (2003): 1779-1784.

Kapitel 16

Was die Mütter sagen

1 Clement, S., *The Caesarean Experience*, London: Pandora, 1991.
2 Moore, M., und C. de Costa, *Cesarean Section*, Baltimore: John Hopkins University Press, 2003.
3 Wainer Cohen, N., und L. Estner, *Silent Knife*, Westport, C. T.: Bergin and Garvey, 1987.

4 Baptisti Richards, L., *The Vaginal Birth after Cesarean Experience,* Westport, C. T.: Bergin and Garvey, 1987.
5 Odent, M., *Birth Reborn,* New York: Pantheon, 1984. (*Erfahrungen mit der sanften Geburt,* München: Kösel, 1986.)
6 Donna, S., *Baby . . . Be Born!* (noch nicht erschienen).
7 Fisher, J., J. Astbury und A. Smith, Adverse psychological impact of operative obstetrical intervention: a prospective longitudinal study, *Australia New Zealand Journal of Psychiatry,* 31(5) (1997): 728-738.

Kapitel 17

Der Damm und die Geburt

1 Al-Mufti, R., A. McCarthy und N. M. Fisk, Obstetricians' personal choice and mode of delivery, *Lancet,* 347 (1996): 544.
2 Rortveit, G., A. K. Dalveit, Y. S. Hannestad und S. Hunskaar, Urinary incontinence after vaginal delivery or cesarean section, *N. Engl. J. Med.,* 348 (2003): 900-907.
3 Goldberg, R. P., C. Kwon, L. V. Atkuru, M. Sorensen und P. K. Sand, Urinary incontinence among mothers of multiples: the protective effect of cesarean delivery, *Am. J. Obstet. Gynecol.,* 188(6) (2003): 1447-1450.
4 Ryhammer, A. M., K. M. Bek und S. Laurberg, Multiple vaginal deliveries increase the risk of permanent incontinence of flatus and urine in normal premenopausal women, *Dis. Colon. Rectum,* 38 (1995): 1206 ff.
5 MacArthur, C., D. E. Bick und M. R. B. Keigley, Faecal incontinence after childbirth, *Br. J. Obstet. Gynecol.,* 104 (1997): 46-50.
6 Sultan, A. H., M. A. Kamm, C. N. Hudson und C. I. Bartram, Third degree obstetric and anal sphincter tears: risk factors and outcome of primary repair, *BMJ,* 308 (1994): 887-891.
7 Dietz, H. P., und M. J. Bennett, The effect of childbirth on pelvic organ mobility, *Obstet. Gynecol.,* 102 (2002): 223-228.
8 Neill, M. E., und M. Swash, Increased motor unit fibre density in the external anal sphincter muscle in anorectal incontinence: a single EMG study, *J. Neurol. Neurosurg. Psychiat.,* 43 (1980): 343-347.
9 Sultan, A. H., M. A. Kamm, C. N. Hudson, J. M. Thomas und C. I. Bartram, Anal sphincter disruption during vaginal delivery, *N. Engl. J. Med.,* 329 (1993): 1905-1911.

10 Fynes, M., V.S. Donnelly, P.R. O'Connell und C. O'Herlihy, Cesarean delivery and anal sphincter injury, *Obstet. Gynecol.*, 92 (1998): 496-500.
11 Odent, M., The foetus ejection reflex, *Birth*, 14 (1987):104 f.
12 Odent, M., The second stage as a disruption of the foetus ejection reflex, *Midwifery Today* (Herbst 2002): 12.
13 Ferguson, J. K. W., A study of the motility of the intact uterus at term, *Surg. Obstet. Gynecol.*, 73 (1941): 359-366.
14 Odent, M., Fear of death during labour, *J. Reprod. Infant. Psychol.*, 9 (1991): 43-47.
15 Newton, N., D. Foshee und M. Newton, Experimental inhibition of labor through environmental disturbance, *Obstet. Gynecol.* (1967): 371-377.
16 Newton, N., The foetus ejection reflex revisited, *Birth*, 14 (1987): 106 ff.
17 Odent, M., *The Scientification of Love*, London: Free Association Books, 1999, überarbeitete Neuauflage 2001. (*Die Wurzeln der Liebe: Wie unsere wichtigste Emotion entsteht*, Düsseldorf: Walter, 2001, übers. v. Christoph Trunk.)

Kapitel 18

Entweder ... oder ...

1 Wilkes, P. T., D. M. Wolf et al., Risk factors for cesarean delivery at presentation of nulliparous patients at labor, *Obstet. Gynecol.*, 102(6) (2003): 1352-1357.
2 Odent, M., La réflexothérapie lombaire. Efficacité dans le traitement de la colique néphrétique et en analgésie obstétricale, *La Nouvelle Presse Médicale*, 4(3) (1975): 188.
3 Odent, M., Birth under Water, *Lancet* (24./31. Dez. 1983): 1476 f.
4 Norsk, P., und M. Epstein, Effects of water immersion on arginine vasopressin release in humans, *J. Appl. Physiol.*, 64(1) (1988): 1-10.
5 Gutkowska, J., J. Antunes-Rodrigues und S. M. McCann, Atrial natriuretic peptide in brain and pituitary gland, *Physiological Reviews*, 77(2) (1997): 465-515, C-2.
6 Mukaddam-Daher, S., M. Jankowski et al., Regulation of cardiac oxytocin system and natriuretic peptide during rat gestutien and post partum, *J. Endocrinol.*, 175(1) (2002): 211-216.
7 Gutkowska, J., M. Jankowski et al., Oxytocin releases atrial natriuretic by combining with oxytocin receptors in the heart, *Proceedings of the National Academy of Sciences*, 94 (USA, 1997): 11704-11709.

8 Gilbert, R. E., und P. A. Tookey, The perinatal mortality and morbidity among babies delivered in water, *BMJ,* 319 (1999): 483-487.
9 Rosenear, S. K., R. Fox, N. Marlow und G. M. Stirrat, Birthing pools and the foetus, *Lancet,* 342 (1993): 1048 f.

Kapitel 19

Die Angstvorsorge

1 Odent, M., The nocebo effect in prenatal care, *Primal Health Research Letters,* 2(2) (1994).
2 Odent, M., Back to the nocebo effect, *Primal Health Research Letters,* 5(4) (1995).
3 Odent, M., Antenatal scare, *Primal Health Research Letters,* 7(4) (2000).
4 Thomas, P., J. Golding und T. J. Peters, Delayed antenatal care: does it affect pregnancy outcome?, *Soc. Sci. Med.,* 32 (1991): 715-723.
5 Douglas, K. A., und C. W. Redman, Eclampsia in the United Kingdom, *BMJ,* 309 (1994): 1395-1400.
6 Vintzileos, A. M., C. V. Ananth et al., The impact of prenatal care in the United States on preterm births in the presence or absence of antenatal high-risk conditions, *Am. J. Obstet. Gynecol.,* 187 (2002): 1254 ff.
7 Vintzileos, A. M., C. V. Ananth et al., The impact of prenatal care on the postneonatal deaths in the presence or absence of antenatal high-risk conditions, *Am. J. Obstet. Gynecol.,* 187 (2002): 1258-1262.
8 Binstock, M. A., und G. Wolde-Tsadik, Alternative prenatal care: impact of reduced visit frequency, focused visits and continuity of care, *J. Reprod. Med.,* 40 (1995): 507-512.
9 Sikorski, J., J. Wilson et al., A randomised controlled trial comparing two schedules of antenatal visits: the antenatal project, *BMJ,* 312 (1996): 546-553.
10 Villar, J., H. Baaqueel et al., WHO antenatal care randomized trial for the evaluation of a new model of routine antenatal care, *Lancet,* 357 (2001): 1551-1564.
11 Wehbeh, H., R. P. Matthews et al., The effect of recent cocaine use on the progress of labor, *Am. J. Obstet. Gynecol.,* 172 (1995): 1014-1018.
12 Ewigman, B. G., J. P. Crane et al., Effect of prenatal ultrasound screening on perinatal outcome, *N. Engl. J. Med.,* 329 (1993): 821-827.
13 Bucher, H. C., und J. G. Schmidt, Does routine ultrasound scanning

improve outcome in pregnancy? Metanalysis of various outcome measures, *BMJ,* 307 (1993): 13-17.

14 Larson, T., J. Falck Larson et al., Detection of small-for-gestational-age foetuses by ultrasound screening in a high risk population: a randomized controlled study, *Br. J. Obstet. Gynecol.,* 99 (1992): 469-474.

15 Secher, N. J., P. Kern Hansen et al., A randomized study of foetal abdominal diameter and foetal weight estimation for detection of light-for-gestation infants in low-risk pregnancy, *Br. J. Obstet. Gynecol.,* 94 (1987): 105-109.

16 Johnstone, F. D., R. J. Prescott et al., Clinical and ultrasound prediction of macrosomia in diabetic pregnancy, *Br. J. Obstet. Gynecol.,* 103 (1996): 747-754.

17 Steer, P., M. A. Alam, J. Wadsworth und A. Welch, Relation between maternal haemoglobin concentration and birth weight in different ethnic groups, *BMJ,* 310 (1995): 489 ff.

18 Valberg, L. S., Effects of iron, tin and copper on zinc absorption in humans, *Am. J. Clin. Nutr.,* 40 (1984): 536-541.

19 Rayman, M. P., J. Barlis et al., Abnormal iron parameters in the pregnancy syndrome preeclampsia, *Am. J. Obstet. Gynecol.,* 187(2) (2002): 412-418.

20 Wen, S. W., S. Liu, M. S. Kramer et al., Impact of prenatal glucose screening on the diagnosis of gestational diabetes and on pregnancy outcomes, *Am. J. Epidemiol.,* 152(11) (2000): 1009-1014.

21 Symonds, E. M., Aetiology of pre-eclampsia: a review, *J. R. Soc. Med.,* 73 (1980): 871-875.

22 Naeye, E. M., Maternal blood pressure and foetal growth, *Am. J. Obstet. Gynecol.,* 141 (1981): 780-787.

23 Kilpatrick, S., Unlike pre-eclampsia, gestational hypertension is not associated with increased neonatal and maternal morbidity except abruptio. SPO abstracts, *Am. J. Obstet. Gynecol.,* 419 (1995): 376.

24 Curtis, S., et al., Pregnancy effects of non-proteinuric gestational hypertension. SPO Abstracts, *Am. J. Obstet. Gynecol.,* 418 (1995): 376.

25 Kenyon, S. L., D. J. Taylor und W. Tarnow-Mordi, Broadspectrum antibiotics for spontaneous preterm labour: the ORACLE II randomized trial, *Lancet,* 357 (2001): 989-994.

26 Guise, J. M., S. M. Mahon et al., Screening for bacterial vaginosis in Pregnancy, *Am. J. Prev. Med.,* 20 (suppl. 3) (2001): 62-72.

27 MRC/RCOG, Working party on cervical cerclage. Final report of the Medical Research Council/Royal College of Obstetricians and Gynecologists multicentre randomized trial of cervical cerclage, *BJOG,* 100 (1993): 516-523.

28 Olsen, S., und N. J. Secher, Low comsumption of seafood in early pregnancy as a risk factor for preterm delivery: prospective cohort study, *BMJ*, 324 (2002): 447.
29 Odent, M., L. McMillan und T. Kimmel, Prenatal care and sea fish, *Eur. J. Obstet. Gynecol. Reproduct. Biol.*, 68 (1996): 49 ff.
30 Odent, M., S. Colson und P. De Reu, Consumption of seafood and preterm delivery – Encouraging pregnant woman to eat sea fish did not show effect, *BMJ*, 324 (2002): 1279.
31 Odent, M., Preterm delivery, *Lancet*, 361 (2003): 436.
32 Odent, M., How effective is the accordian method?, *Primal Health Research Newsletter*, 9(2) (2001).
33 Zeeman, G. Z., M. Hatab und D. M. Twickler, Maternal cerebral blood flow changes in pregnancy, *Am. J. Obstet. Gynecol.*, 189(4) (2003): 968-972.
34 Odent, M., *Birth Reborn*, New York: Pantheon, 1984. (*Erfahrungen mit der sanften Geburt*, München: Kösel, 1986.)

Kapitel 20

Althergebrachte Ideen

1 Odent, M., Laboring women are not marathon runners, *Midwifery Today*, 31 (1994): 23-26.
2 Cram Elsberry, C., J. Shulman und D. S. Moore, Nutrition in labour. Paper presented at the International Confederation of Midwives 23rd Congress in Vancouver, 1993.
3 Paterson, R., J. Seath, P. Taft und C. Wood, Maternal and foetal concentrations in plasma and urine, *Lancet*, ii (1967): 862 ff.
4 Lawrence, G. F., V. A. Brown und R. J. Parsons, Foetal maternal consequences of high dose glucose infusion during labour, *Br. J. Obstet. Gynaecol.*, 89 (1982): 27-32.
5 Morley, G. K., A. D. Mooradian, A. S. Levine und J. Morley, Mechanism of pain in diabetic peripheral neuropathy, *Am. J. Med.*, 77 (1984): 79-82.
6 Kenepp, N. B., W. C. Shelley et al., Foetal and neonatal hazards of maternal hydration with 5 per cent dextrose before caesarean section, *Lancet*, ii (1982): 1150 ff.
7 Hazle, N. R., Hydration in labour: is routine intravenous hydration necessary?, *J. Nurse-Midwifery*, 31(4) (1986): 171-176.
8 Singhi, S., E. C. Kahn und J. St. E. Hall, Hazards of maternal hydration with 5 per cent dextrose, *Lancet*, ii (1982): 335 f.

9 Ludka, L., Fasting during labour. Paper presented at the International Confederation of Midwives 21st Congress in The Hague (August 1987).
10 DeWees, W. P., *A Compendious System of Midwifery,* Philadelphia: Carey, Lea and Blanchard, 1833: 188.
11 Odent, M., The foetus ejection reflex, *Birth,* 14 (1987): 104 f.
12 Odent, M., Position in delivery, *Lancet* (12. Mai 1990): 1166.
13 Hemminki, E., und S. Saarikoski, Ambulation and delayed amniotomy in the first stage of labor, *Eur. J. Obstet. Gynecol. Reprod. Biol,* 15 (1983): 129-139.
14 McManus, T. J., und A. A. Calder, Upright posture and the efficiency of labour, *Lancet,* 1 (1978): 72 ff.
15 Bloom, S. L., D. D. MacIntire et al., Lack of effect of walking on labor and delivery, *N. Engl. J. Med.,* 339 (1998): 76 ff.
16 Ebda.
17 Sosa, R., J. Kennell et al., The effect of a supportive companion on perinatal problems, lenght of labor, and mother-infant interaction, *N. Engl. J. Med.,* 303 (1980): 597-600.
18 Kennell, J., M. Klaus et al., Continuous emotional support during labor in a US hospital, *JAMA,* 265 (1991): 2197-2201.
19 Zhang, J., J. W. Bernasko et al., Continuous labor support from labor attendant for primiparous women: a meta-analysis, *Obstet. Gynecol.,* 88 (1996): 730-744.
20 Lindow, S. W., M. S. Hendricks et al., The effect of emotional support on maternal oxytocin levels in labouring women, *Eur. J. Obstet. Gynecol. Reproduct. Med.,* 79 (1998): 127 ff.
21 Hodnett, E. D., und R. W. Osborn, Effects of continuous intrapartum professional support on childbirth outcomes, *Res. Nurs. Health,* 12 (1989): 289-297.
22 Klaus, M., J. Kennell, S. S. Robertson und R. Sosa, Effects of social support on maternal and infant morbidity, *BMJ,* 293 (1986): 585 ff.
23 Keirse, M. J. N. C., M. Enkin und J. Lumley, Social and professional support during labor, in: Chalmers, I., M. Enkin und M. J. N. C. Keirse, *Effective Care in Pregnancy and Childbirth,* New York: Oxford University Press, 1989, Bd. 2: 805-814.
24 Bertsch, T. D., L. Nagashima-Whalen et al., Labor support by first-time fathers: direct observations, *J. Psychosom. Obstet. Gynecol.,* 11 (1990): 251-260.
25 Hodnett, E. D., N. K. Lowe et al., Effectiveness of nurses as providers of birth labor support in North American hospitals, *JAMA,* 11 (2002): 1373-1381.

26 Odent, M., Falling asleep and falling in labour, in: *The Farmer and the Obstetrician,* London: Free Association Books, 2002, Kap. 11.
27 Sosa, R., J. Kennell et al., The effect of supportive companion on perinatal problems, length of labor, and mother-infant interaction, *N. Engl. J. Med.,* 303 (1980): 597-600.
28 Kennell, J., M. Klaus et al., Continuous emotional support during labor in a US hospital, *JAMA,* 265 (1991): 2197-2201.
29 Gordon, N.P., D. Walton et al., Effects of providing hospital-based doulas in health maintenance organization hospitals, *Obstet. Gynecol.,* 93(3) (1999): 422-426.
30 Hodnett, E.D., N.K. Lowe et al., Effectiveness of nurses as providers of birth labor support in North American hospitals, *JAMA,* 11 (2002): 1373-1381.
31 Odent, M., Why labouring women don't need support, *Mothering,* 80 (1996): 46-51.
32 Gelis, J., *L'arbre et le fruit,* Paris: Fayard, 1984.
33 Didelot, M., *Instructions pour les sages-femmes,* Nancy 1770.

Kapitel 22

Zu vernünftig, um zu überleben?

1 De Catanzaro, D., *Suicide and Self-damaging Behavior: A Sociobiological Perspective,* New York: Academic Press, 1981.
2 Voracek, M., Risk of suicide in twins, *Lancet,* 327 (2003): 1168.
3 Odent, M. *The Scientification of Love,* London: Free Association Books, 1999, überarbeitete Neuauflage 2001. (*Die Wurzeln der Liebe: Wie unsere wichtigste Emotion entsteht,* Düsseldorf: Walter, 2001, übers. v. Christoph Trunk.)

Register